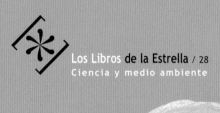

Los Libros de la Estrella / 28
Ciencia y medio ambiente

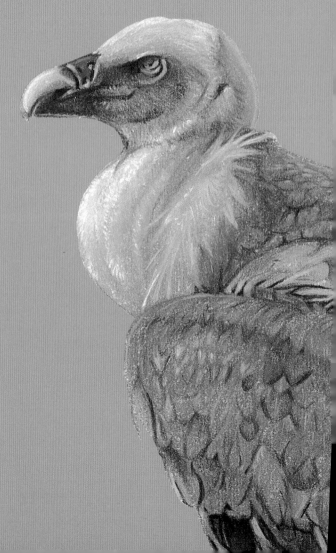

Granada. Guías de la Naturaleza

JOSÉ ALBERTO TINAUT RANERA
DIEGO ONTIVEROS CASADO
MANUEL MARTÍN-VIVALDI MARTÍNEZ

Ilustraciones de
Pablo Ruiz Pedraza

AVES

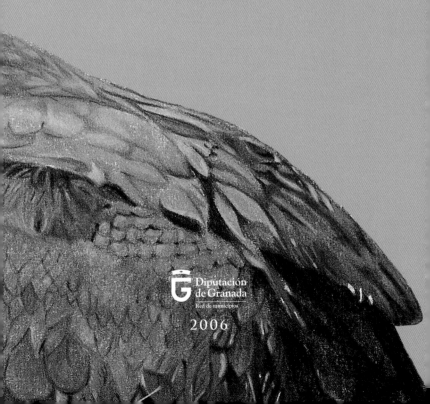

Diputación
de Granada
Red de municipios

2006

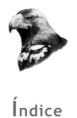

Índice

SILUETAS CARACTERÍSTICAS

PODICIPEDIFORMES
Podicipedidae
Somormujo

PROCELLARIFORMES
Procellaridae
Pardela

Hydrobatidae
Paíño

PELECANIFORMES
Sulidae
Alcatraz

Phalacrocoracidae
Cormorán

CICONIFORMES
Ardeidae
Avetoro

Garza

Ciconidae
Cigüeña

PHOENICOPTERIFORMES
Phoenicopteridae
Flamenco

ANSERIFORMES
Anatidae
Ánade

FALCONIFORMES
Accipitridae
Gavilán

Ratonero

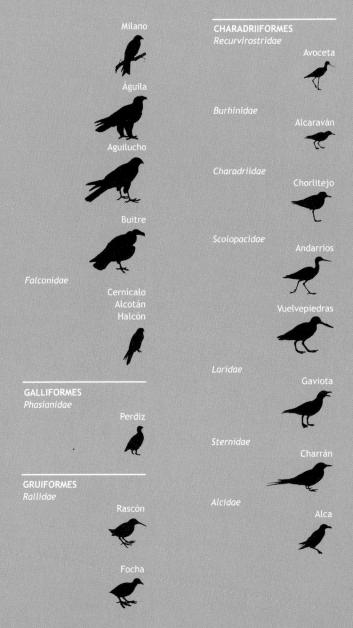

Milano

Águila

Aguilucho

Buitre

Falconidae

Cernícalo
Alcotán
Halcón

GALLIFORMES
Phasianidae

Perdiz

GRUIFORMES
Rallidae

Rascón

Focha

CHARADRIIFORMES
Recurvirostridae

Avoceta

Burhinidae

Alcaraván

Charadriidae

Chorlitejo

Scolopacidae

Andarríos

Vuelvepiedras

Laridae

Gaviota

Sternidae

Charrán

Alcidae

Alca

COLUMBIFORMES
Columbidae

Paloma

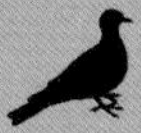

Pteroclidae

Ganga

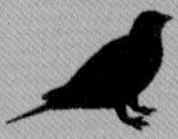

CUCULIFORMES
Cuculidae

Crialo

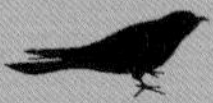

STRIGIFORMES
Strigidae

Búho

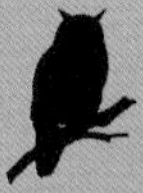

Tytonidae

Lechuza

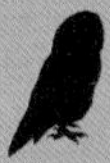

CAPRIMULGIFORMES
Caprimulgidae

Chotacabras

APODIFORMES
Apodidae

Vencejo

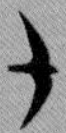

CORACIIFORMES
Meropidae

Abejaruco

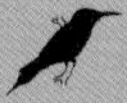

Coracidae

Carraca

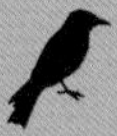

Upupidae

Abubilla

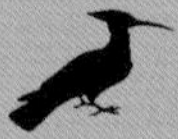

Alcedinidae

Martin Pescador

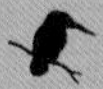

PICIFORMES
Picidae

Pito

Torcecuello

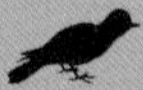

PASERIFORMES
Alaudidae

Cogujada

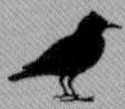

Hirundinidae

Golondrina

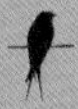

Motacillidae

Lavandera

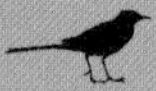

Laniidae

Alcaudón

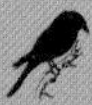

Cinclidae

Mirlo Acuático

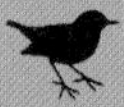

Troglodytidae

Chochín

Prunellidae

Acentor

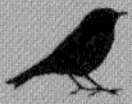

Silvidae

Carricero

Curruca

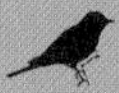

Muscicapidae

Papamoscas

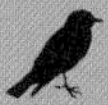

Turdidae

Tarabilla
Collalba
Colirrojo

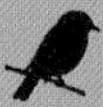

Roquero

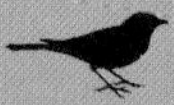

Mirlo
Zorzal

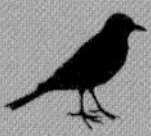

Paridae

Herrerillo
Carbonero

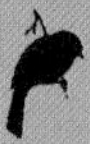

Certhiidae

Agateador

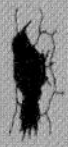

Emberizidae

Triguero
Escribano

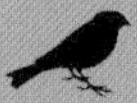

Fringilidae

Pinzón
Verdecillo
Verderón
Piquituerto

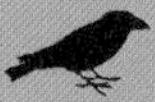

Ploceidae

Gorrión

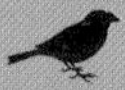

Sturnidae

Estornino

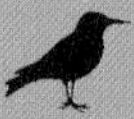

Oriolidae

Oropéndola

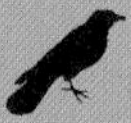

Corvidae

Arrendajo
Grajilla
Corneja
Cuervo

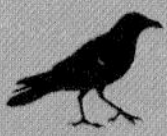

Introducción

Cada día se va tomando más conciencia de la necesidad de conservar el medio natural y de lo gratificante que resulta acercarse a él, como muestran el incremento de los amantes del senderismo o de otras actividades en contacto con la naturaleza, la creación de jardines o parques en las ciudades o el abandono de la ciudad para vivir en ambientes rurales. Es habitual que uno de los grupos animales con el que más contactos se tengan sea el de las aves. El alto número de especies, más de un tercio del total de vertebrados, y su alta movilidad como consecuencia de su capacidad para volar, les hace ser fácilmente observables. Raro es un paisaje, tanto en verano como en invierno, en el que no se aprecie algún ave en vuelo. Si así ocurriera es que algo grave le estaría pasando a la naturaleza.

Descendientes de un grupo de reptiles dinosaurios, los Saurópsidos, las aves desarrollaron una estructura única en el reino animal, las plumas, gracias a la cual consiguieron la capacidad de volar, junto con la capacidad de regular su temperatura corporal. Ambas adquisiciones les permiten ser uno de los grupos animales con mayor capacidad de dispersión. No sólo viven en cualquier hábitat, frío o cálido, sino que además son capaces de realizar los mayores desplazamientos que se conocen en el reino animal. Estos desplazamientos les permiten buscar la comida diariamente en zonas a veces muy alejadas de su lugar de descanso o de su nido. Cuando llegan las estaciones desfavorables, se desplazan a otros hábitat más propicios, situados, en muchas ocasiones, a varios miles de kilómetros de distancia. A pesar de ello suelen volver siempre a la misma zona de cría o de alimentación, lo que implica unos mecanismos de orientación sideral o geo

gráfica que aún siguen siendo un misterio. La única heren-
cia reptiliana que les supone un obstáculo es que mantienen
una reproducción ovípara, lo que les obliga a la construcción de un nido y a proporcionar a los huevos una temperatura por encima de la ambiental. Una vez eclosionados los
huevos, tienen que alimentar y cuidar a los polluelos. Éste
es sin duda el periodo más crítico en la vida de cualquier
ave, el momento en el que corren más peligro y el que habitualmente ha propiciado la extinción de numerosas especies, aun hoy en día. La recolección o destrucción de sus
huevos, de sus crías o incluso de los adultos durante el tiempo que permanecen en el nido provoca graves daños a
muchas poblaciones. El problema se agrava en el caso de
muchas especies marinas que se ven obligadas a regresar a
tierra para criar, medio en el que no tienen apenas capacidad para escapar de sus depredadores y que es aprovechado
por desaprensivos para cazarlas o sencillamente matarlas.

Como en tantos otros grupos animales, las selvas tropicales son los ambientes en los que hay mayor diversidad;
regiones templadas como la nuestra albergan una avifauna
sedentaria no despreciable, a la que se suman en verano o
en invierno especies procedentes de otras zonas, incluso
tropicales, lo que produce en conjunto una amalgama de
alrededor de 370 especies. En ese contexto, la provincia de
Granada, heterogénea como pocas, permite concentrar
alrededor de 280 especies, de las cuales 212 se tratan en este
libro. Tenemos por tanto la oportunidad de ver, en poco
espacio, especies venidas de África central y que recuerdan
épocas geológicas pasadas, como las azules carracas o los
multicolores abejarucos, junto con otras especies más
modestas en colorido pero no menos interesantes como el
acentor alpino, que también se encuentra en montañas del
centro y norte de Europa.

Existen diferentes guías que permiten reconocer las aves
de Europa o de la Península Ibérica. Ésta proporciona
información directa y concreta sobre las aves en la provincia de Granada y señala los momentos y los lugares o localidades más propicios para observarlas. En muchas ocasio-

nes hay aves lo suficientemente extendidas como
para no necesitar una referencia concreta a un hábitat
o localidad. Vegas, matorrales, bosquetes o arroyos de
numerosas localidades de
esta provincia que no son
señaladas en esta guía
albergan, sin duda, buena
parte de las especies reseña-
das, y su relación sería
innecesaria. Por otra parte,
la movilidad de las aves y la
escasez de ornitólogos en
general, hacen aún posible
localizar poblaciones desconocidas de algunas especies en lugares no referen-
ciados en esta guía.

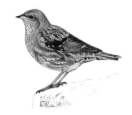

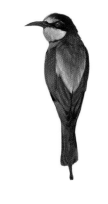

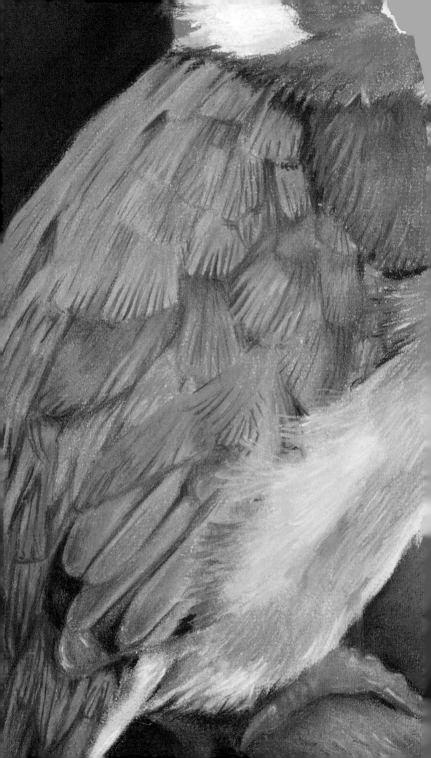

Cómo observar las aves

La mejor herramienta para una jornada de observación es la paciencia, pero a la paciencia hay que ayudarle con algunos conocimientos sobre la biología y las costumbres de las aves para que la salida al campo sea provechosa.

Si las observaciones se van a realizar a lo largo de un sendero, o con cambios más o menos continuos de emplazamiento, el equipo óptico más recomendable son los prismáticos. Unos prismáticos pequeños y luminosos con un diámetro de objetivo de unos 40 milímetros y un aumento de 8x es lo ideal. La luminosidad de los prismáticos vendrá determinada por el cociente entre el diámetro del objetivo y el número de aumentos. Unos prismáticos de 8 x 40 tendrán una luminosidad de 40:8 = 5, valor que nos permitirá comparar entre distintas marcas y opciones. Una luminosidad entre 4 y 7 es bastante aceptable.

Básicamente existen dos tipos de prismáticos, de prisma de porro y de prisma de techo. Los primeros son más caros, pero también más ligeros y compactos, con el ocular (lente pequeña) y el objetivo (lente mayor) alineados a lo largo de un tubo. Los de techo son los más clásicos, con el objetivo desplazado respecto al ocular, formando el cuerpo que los une dos ángulos de 90°. Es preferible elegir unos de techo antes que unos de porro de mala calidad, lo que dependerá de nuestro presupuesto.

Si en la jornada de campo vamos a usar un punto fijo de observación, lo que suele ser común para las aves acuáticas, entonces el uso de prismáticos debe completarse con el de un catalejo o telescopio. Proporciona un aumento mucho mayor, aunque más de sesenta aumentos no son recomendables en ornitología por la falta de resolución de las lentes. El uso del trípode es imprescindible para eliminar las vibraciones.

Si lo que se pretende es realizar un estudio prolongado de un ejemplar o de un hábitat determinado, es recomendable construir un *hide* o escondite, con una armadura metálica cubierta por tela de camuflaje. La instalación de estos escondites debe realizarse durante la época de menor o nula actividad del ave, para evitar con ello la huida o el recelo.

En cuanto a la vestimenta del observador, lo único que se debe procurar es que no sea demasiado llamativa, aunque lo más importante es que el comportamiento sea lo más discreto y silencioso posible, y realizar frecuentes paradas, que permitirán en ocasiones que las aves puedan incluso acercarse a nosotros.

Épocas, horas y métodos más adecuados

La época varía en función del ave, ya que existen muchas especies que son temporales y sólo las podemos encontrar en épocas concretas, generalmente durante el invierno o el verano. La guía proporciona este tipo de información para cada especie. Otro aspecto a tener en cuenta es el ritmo de actividad y el carácter nocturno o diurno. Las aves diurnas, que son la mayoría, tienen dos picos de actividad; el primero y más importante es al amanecer. En estas horas, además de realizar desplazamientos para buscar la primera comida, aprovechan para volver a marcar sus territorios, lo que hacen mediante el canto. Al atardecer tienen otro pico de actividad y puede ser también un buen momento para la observación. En estas circunstancias, con un poco de suerte, se pueden empezar a ver las especies crepusculares, como los chotacabras, o alguna nocturna como mochuelos, lechuzas, autillos o incluso algún búho real. En los ambientes naturales no se puede señalar un hábitat más favorable que otro para la observación. Tantas sorpresas o especies interesantes podemos encontrar en un bosque como en un pastizal; cada uno de ellos albergará siempre un grupo de especies características.

Es de suponer que el amante de la naturaleza no tiene intención de dañarla al acercarse a ella, pero en ocasiones la imprudencia o el apasionamiento pueden provocar pequeños desastres. Lo más problemático para un ave es interrumpir su proceso de reproducción, y en este caso las más vulnerables por su delicado estado de conservación son las rapaces. En general hay que evitar acercarse a los nidos de estas especies; por esta razón en algunos roquedos o acantilados se prohíbe la escalada en época de cría (como ocurre en el azud de Vélez) o bien se prohíbe el paso en caminos próximos a lugares de nidificación (Sierra de la Almijara). Un buen catalejo nos puede proporcionar momentos muy agradables, sin causar la más mínima molestia a las aves.

Si se dispone de un jardín o parque inmediato a una casa, es muy gratificante colocar comederos para las aves. Además de ayudarles a superar el duro invierno, nos permitirán observar a corta distancia y por periodos largos de tiempo a petirrojos, mirlos, carboneros, herrerillos o pinzones y descubrir la presencia de otras especies más tímidas como el acentor común. En estos casos hay que ser muy prudente, pues estos comederos, además de un buen observatorio, pueden representar un objetivo para aquellas otras personas o animales, especialmente los gatos, más interesadas en cazar al ave que en saber el nombre de su especie. Pipas de girasol sin salar, mezclas de grano, restos de pan y fruta sobre una repisa elevada son suficientes para convencer a muchas de estas especies de que tomen el desayuno en nuestra casa.

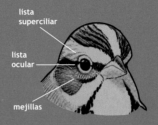

lista
superciliar

lista
ocular

mejillas

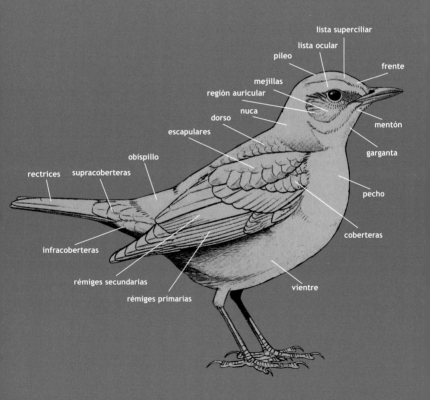

lista superciliar

lista ocular

pileo

frente

mejillas

región auricular

nuca

mentón

dorso

escapulares

garganta

obispillo

rectrices

supracoberteras

pecho

infracoberteras

coberteras

rémiges secundarias

rémiges primarias

vientre

Cómo reconocer las aves

Descripción anatómica de un ave

Describir a un ave puede parecer algo fuera de lugar, pues todos conocemos y hemos tenido muy cerca un gorrión, un canario, palomas o gallinas, y sabemos los nombres de las regiones del cuerpo, así como características comunes a todas ellas, como son la presencia de un pico, dos patas con cuatro o tres dedos, dos alas, plumas, etc. Pero a pesar de eso hay regiones muy concretas que reciben nombres de uso extendido entre los ornitólogos y que no son conocidos vulgarmente. Estos nombres y regiones son a los que nos vamos a referir a continuación haciendo uso de las figuras que se acompañan.

En la cabeza podemos diferenciar el píleo, que es la región dorsal o superior; la frente, que representa la zona entre la mandíbula superior y el píleo; el mentón, en la inserción de la mandíbula inferior con la cabeza; y la garganta, a continuación del mentón. A los lados encontramos la región auricular. La inserción de la cabeza con el tronco o con el cuello cuando este es largo, se llama nuca u occipucio. En la cabeza podemos encontrar típicamente unas líneas con coloración diferente y que se mantiene de forma muy constante en diferentes especies y grupos. Así tenemos la lista superciliar, por encima del ojo; la lista ocular a continuación del ojo y hacia atrás; y las mejillas, por debajo de la línea ocular y encima de la auricular.

En el tronco podemos diferenciar el dorso, el pecho, los flancos y el vientre. En la inserción del dorso con la

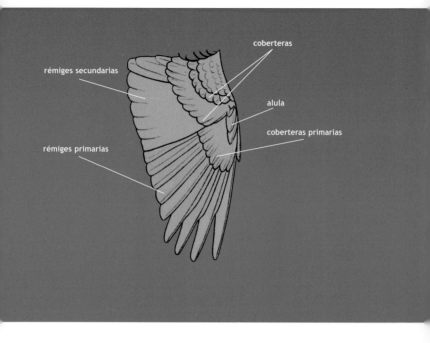

cola se encuentra el obispillo o rabadilla, que en muchos casos suele tener una coloración diferente y quedar muy bien delimitado.

Las alas tienen unas plumas grandes, alargadas, que cubren la unión del ala con el tronco y que se llaman escapulares. En la propia ala encontramos varios tipos de cobertoras, así como las rémiges primarias y secundarias; las responsables del vuelo. Todos estos tipos de plumas pueden tener diferentes coloraciones.

Las plumas largas de la cola se denominan rectrices; las externas e internas pueden tener coloraciones diferentes. En la unión de la cola con el tronco encontramos también unas cobertoras por encima o supracobertoras y por debajo o infracobertoras.

Siluetas, el vuelo y otros comportamientos típicos

Cada grupo y cada especie de ave tiene algún rasgo peculiar y este rasgo es el que hay que buscar, por encima del resto de detalles. En esta guía proporcionamos las características, pero encontrarlas o distinguirlas con seguridad supone un aprendizaje que se consigue con tiempo y paciencia. Lo primero es saber qué tipo de aves podemos esperar en cada paisaje. Las aves suelen ser muy fieles a determinados hábitat; difícilmente tendremos que identificar a un correlimos subido a un árbol, o a una perdiz en el interior de un bosque cerrado. En lo que concierne al tamaño o al diseño, tendremos en cuenta si poseen patas largas y cuello largo, patas cortas y cuerpo redondeado, patas cortas y cuerpo estilizado; la imagen en vuelo: perfil alar, con alas redondeadas, o puntiagudas, o rectangulares, cuello extendido como en las cigüeñas o retraído como en las garzas, patas recogidas o extendidas, cola corta, etc.; el tipo de vuelo: si es ondulante y batido, de planeo, recto o en círculos, con aleteo suave o rápido, si el aleteo es constante o si después de una serie de aleteos se sucede una parada, provocando vuelos ondulantes, como en el caso de los pájaros carpinteros. Esos rasgos nos van a dar las primeras pistas sobre el grupo o incluso la especie a la que puede pertenecer un ave.

Con los prismáticos, es frecuente que nos baste un único detalle para poder reconocer a la especie en reposo: algún color especial en cabeza o cuello, coloración de las alas, etc. Lo importante es ser capaces de apreciar ese único detalle. Para ello hay que conocer bien la topografía de las aves. Los puntos y los detalles más concretos en los que nos debemos fijar para la identificación correcta en el campo serían: el pico, si es largo (tomando como referencia por ejemplo la cabeza) como correspondería a una garza o algún limícolo; corto y delgado para los pájaros insectívoros; corto y triangular como ocurre en los gorriones o en los pinzones y otras aves granívoras; o curvado y fuerte para las rapaces. En la cabeza podemos ver, aparte de líneas o manchas de diferentes colores, la presencia de un penacho de plumas largas y vistosas, como en las abubillas, o sólo un moño como ocurre en los aláudidos. Todos estos detalles en conjunto o por separado nos servirán para corroborar la identificación.

Un rasgo de gran importancia es la voz, incluyendo los cantos y llamadas de contacto o alarma. Aparte de ayudarnos a localizar individuos que vuelan alto o se ocultan tras la vegetación, y que no habríamos descubierto sólo con la vista, las voces de muchas especies son muy características y ayudan a la identificación. En el texto de las especies se incluye una transcripción de las voces más típicas, aunque la mejor manera de acostumbrarse a distinguirlas es escuchando con atención a las aves mientras las observamos en el campo. Escuchar guías de cantos en grabaciones como la que acompaña a este libro ayuda a estar preparado para la identificación por el sonido.

Dónde ver aves

Descripción de la provincia de Granada

La provincia de Granada recoge, en sus 12.531 km², una representación de casi todos los posibles biotopos que nos podríamos encontrar en el conjunto de España. En general Granada es una provincia que, aunque tenga litoral, está dominada por la altitud. Más del 95% de su extensión se encuentra a altitudes superiores a los 400 metros, alrededor del 50% se encuentra entre los 800 y los 1.200 metros de altitud, y un 8% supera los 2.000 metros. Sin embargo, pese a la dominancia de la altitud, la provincia no da sensación de alta montaña, sino que está estructurada como una serie de cadenas montañosas, paralelas al litoral, que van gradualmente adquiriendo mayor altitud, pero dejando entre ellas grandes extensiones de terreno llano, dando lugar a mesetas o estepas que contribuyen a suavizar el paisaje y a que ese desnivel de 3.400 metros en menos de 40 kilómetros no sea tan brusco como podía esperarse.

Este gradiente altitudinal en tan corto espacio provoca un clima muy variado: ambiente templado cálido e incluso subtropical en la costa; un clima predominantemente continental en las mesetas y depresiones del interior –con grandes oscilaciones térmicas entre el verano y el invierno, pero también entre el día y la noche, y pluviosidad de origen atlántico–, y en la alta montaña, inviernos largos y fríos, con frecuentes heladas y nevadas y veranos cortos de escasamente un mes de duración, con suaves temperaturas, escasa pluviosidad y alta insolación.

A estas diferencias climáticas hay que unir las existentes entre las zonas de solana o de umbría, muy pronunciadas por la orientación este-oeste predominante en la mayoría de las montañas, y los efectos de sombra pluviométrica que se producen entre las vertientes de Oeste (más lluviosas) y las vertientes de Este (menos lluviosas) en donde se ubican parte de las áreas estepáricas semiáridas de la provincia. Todo ello produce un mosaico de hábitat muy diferentes, con zonas de matorral mediterráneo, térmico, con palmitos, bosques de encinas, quejigos, robles e incluso coníferas, estepas con climas muy extremos y escasa pluviosidad que las asemejan a algunas zonas áridas del norte de África, y matorrales o pastizales de alta montaña. Varios ríos cruzan la provincia formando en sus orillas bosques de galería con una vegetación muy frondosa a base de caducifolios como mimbres, sauces, álamos y olmos. Todo ello permite que en la provincia de Granada podamos encontrar una diversidad de aves que no es habitual ni en el resto de Andalucía, ni incluso en el conjunto del país. Únicamente se echa en falta un hábitat muy importante para las aves: las formaciones pantanosas, muy escasas, de pequeña extensión y en grave peligro; de ellas las más relevantes e importantes son las lagunas del Padul y la desembocadura del Guadalfeo. Podemos considerar también de cierto interés para las aves acuáticas los pantanos, los cuales permiten una representación de un grupo de aves muy específico de estos hábitat acuáticos como son los ánades, limícolos, garzas, etc., aunque en escaso número.

Hábitat de interés

En resumen, estos son los hábitat de interés para la observación de aves en la provincia de Granada:

Litoral
En el litoral hay que incluir no sólo las zonas de playa o matorral próximas a la línea de costa, sino también los roquedos, como los existentes entre los límites de la pro-

vincia de Málaga y Almuñécar o hacia el levante, desde Calahonda hasta Castell de Ferro. En el mismo mar, a no mucha distancia de la costa, podremos observar también aves marinas de gran interés. Además de diferentes especies de gaviotas y charranes, el litoral nos permitirá ver limícolos, cormoranes, y especialmente en invierno en los días de tormenta podremos ver cómo algunos alcatraces y alcas se acercan más de lo habitual a la costa.

Matorrales de degradación
El matorral resultante de la degradación de la vegetación climácica está muy extendido en nuestra provincia, por lo que no es necesario señalar puntos geográficos concretos. Algunas especies típicas de este tipo de formación vegetal son las cogujadas, perdices, currucas, alcaudones, jilgueros, collalbas, tarabillas y en el aire algún cernícalo, aviones y vencejos, entre otras especies.

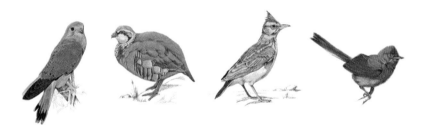

Bosques
Los bosques están bien representados en la provincia de Granada. Entre los bosques de coníferas podemos señalar, de Norte a Sur, los existentes en las márgenes de las sierras de Segura, Castril, La Sagra, Guillimona, sierras de Baza, Huétor y Harana, algunas manchas en Sierra Nevada y especialmente los bosques de las sierras de Almijara y Tejeda. Entre los bosques de encinas, robles o melojos, merecen nuestra atención los existentes en las sierras de Huétor y Harana, por la zona del Malijar y todos los que se extienden desde estas sierras hasta Sierra Nevada,

pasando por La Peza. En Sierra Nevada el bosque de la vereda de la Estrella, robledales de Soportújar y Trevélez, robledales de la sierra de la Almijara, especialmente en las proximidades de los Prados de Lopera, el bosque mixto de las estribaciones sur de la sierra de Loja y afortunadamente numerosas manchas dispersas por toda la provincia nos permitirán encontrar aves forestales como picos, agateadores, carboneros, herrerillos, mitos, reyezuelos, arrendajos, zorzales, mirlos, mosquiteros, pinzones, torcaces, algún azor y con suerte alguna rapaz nocturna como los autillos, lechuzas y búhos.

Los bosques de galería se encuentran aún bien representados sobre todo en las orillas del río Genil, aguas abajo de Loja, pero también se pueden encontrar, puntualmente, en tramos altos del Genil, Guadalfeo, Guadiana menor y en algunos arroyos de menor importancia como el río Cubillas antes de su desembocadura al pantano, río Darro, Dílar, Riofrío, Cacín y muchos otros que siempre nos pueden deparar sorpresas, tanto por el paisaje, como por las aves que podamos encontrar, entre ellas oropéndolas, ruiseñores, tórtolas, mosquiteros, verdecillos y lavanderas. En el propio río podremos encontrar al mirlo acuático o al martín pescador.

Humedales

En formaciones acuáticas artificiales como pantanos, o naturales como las lagunas de Padul y desembocadura del Guadalfeo podemos ver diferentes especies de anátidas, fochas, limícolos, garzas y garcillas y algunas aves muy interesantes para nuestra zona de estudio, por raras, como el pechiazul o el pájaro moscón.

Estepas

En las zonas del interior, como las depresiones de Guadix y Baza o la comarca del Temple viven ortegas, alcaravanes y sisones, junto con otras aves menos especialistas como cogujadas, terreras y tarabillas. Las grandes rapaces suelen usar estas zonas como cazaderos, por lo que no sería extraño encontrar alguna perdicera o algún águila real procedente de las montañas cercanas.

Alta montaña

Ya hemos comentado que la provincia de Granada es especialmente montañosa, pero en este caso nos vamos a referir a aquellas zonas situadas por encima de los 1.800 metros de altitud, lo que podemos encontrar sobre todo en Sierra Nevada, y en las zonas cacuminales de La Sagra, Baza y Almijara. En estas zonas sometidas a climas muy extremos encontramos básicamente aves de vocación estepárica, es decir, aláudidos, collalbas y colirrojos, y también algunas aves más montañeras como el roquero rojo, que también puede vivir a inferiores altitudes, el acentor alpino, que se encuentra sólo en Sierra Nevada, acentores comunes, chovas y algunas rapaces como el águila real y calzada entre otras.

Ciudades y jardines

De forma casi furtiva, nuestros jardines son visitados por varias especies de aves, más allá de los vulgares gorriones. No es extraño ver mirlos, currucas, petirrojos, carboneros y otras aves especialmente tímidas como agateadores y herrerillos, que pueden ir apareciendo en los jardines o incluso anidar en ellos. Un caso especial que merece la pena destacar en Granada son los jardines de la Alhambra, realmente un auténtico bosque caducifolio urbano, en el que la variedad de especies que se pueden encontrar es muy grande. Los boulevares del paseo del Salón y el Violón o los jardines del campus de Fuentenueva también albergan una avifauna a la que merece la pena prestar atención y que puede hacernos aún más relajante y entretenido nuestro paseo por esos lugares.

También los edificios de las ciudades y pueblos son ocupados por muchas aves para ubicar sus nidos. Golondrinas, aviones, vencejos, palomas, cernícalos, lechuzas o incluso halcones, son habitantes más o menos habituales de los tejados y muros de nuestras casas, especialmente si se trata de edificaciones antiguas.

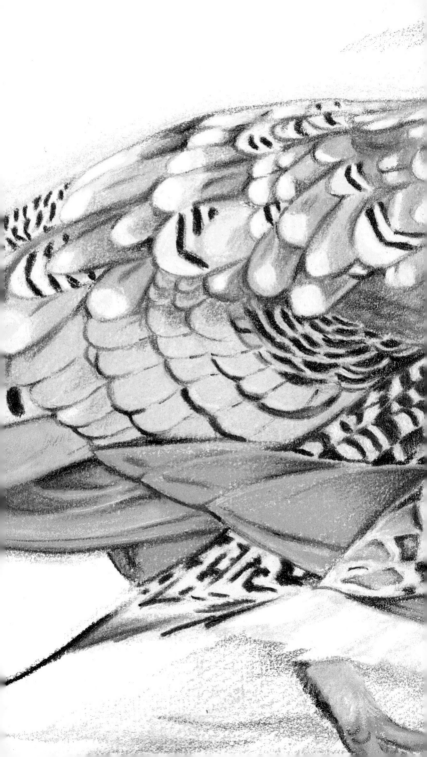

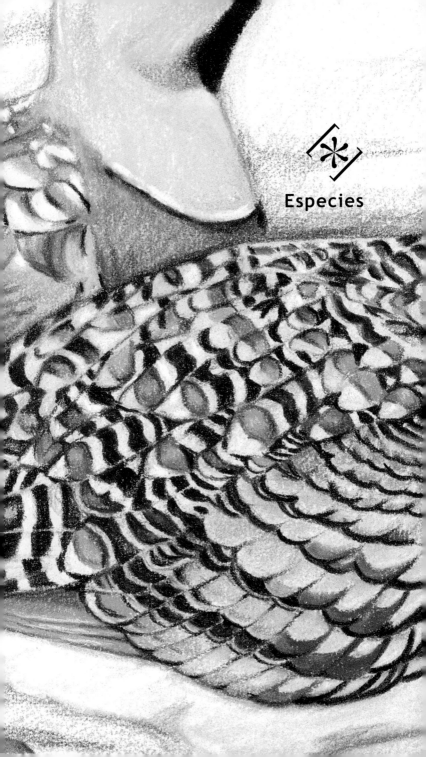

Especies

Orden Podicipediformes

Familia *Podicipedidae*

Incluye a especies de tamaño variado que se localizan siempre en el agua, en la cual se zambullen en busca de sus presas. Los dedos de los pies son lobulados, a diferencia de los patos que los tienen palmeados. En general son especies más pequeñas, estilizadas y de picos más afilados que los miembros de la familia de las anátidas. Es una característica común a todas las especies su enorme capacidad para el buceo, pues pasan hasta varios minutos bajo el agua en busca de alimento. Distribuida por todo el mundo, está constituida por algo menos de veinte especies.

Zampullín Chico o Común
Tachybaptus ruficollis

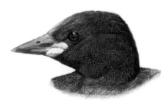

Longitud: 27 cm. Se trata del miembro de la familia más pequeño y de pico más corto. Su aspecto es rechoncho, con las partes superiores oscuras contrastando con las inferiores algo más claras. Presenta como única nota destacada de color las mejillas y la garganta de color rojizo así como una llamativa mancha amarilla en la base del pico en verano. Lo encontraremos en aguas dulces, y al igual que el resto de miembros de la familia, raramente lo observaremos volando. Frecuenta las zonas con abundante vegetación acuática, zambulléndose en busca de insectos acuáticos y pequeños peces que le sirven de alimento. En la provincia de Granada, como muchas de las acuáticas, no es muy frecuente, pero se ha observado en época de reproducción en algunos tramos de vegetación cerrada de los ríos Alhama y Cacín, así como en la laguna del Padul, embalse de los Bermejales y otros pequeños embalses de riego durante el invierno.

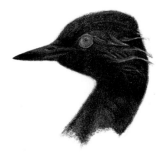

Zampullín Cuellinegro
Podiceps nigricollis

Longitud: 30 cm. El pico es ligeramente curvado hacia arriba y el iris de color rojo. Durante el invierno tiene las partes superiores muy oscuras y las inferiores grisáceas, si bien en verano la cabeza y cuello son negros con plumas amarillas en las mejillas. Habita las zonas de costa poco profundas y marismas saladas en las que se alimenta de peces, crustáceos e insectos acuáticos. En Andalucía existen localidades de cría únicamente en las marismas del Guadalquivir; se producen más raramente desplazamientos invernales entre las poblaciones del resto de España. En el embalse de Cubillas se le ha observado como invernante, y es posible que se localice en otros puntos de la provincia.

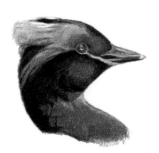

Zampullín Cuellirrojo
Podiceps auritus

Longitud: 33 cm. Especie muy parecida a la anterior, sobre todo con el plumaje de invierno, si bien presenta un pico más aguzado y recto, destacando en vuelo una franja blanca en el borde anterior de las alas, ausente en el Zampullín Cuellinegro. Esta ave invernante es muy escasa, y las citas hasta ahora homologadas por el Comité de Rarezas de la SEO (14) se han producido sobre todo en las costas cantábricas y atlánticas, con dos únicas citas en costas andaluzas (Huelva y Málaga). No obstante, en la costa granadina puede ser observado en alguna ocasión desplazándose entre distintas localidades.

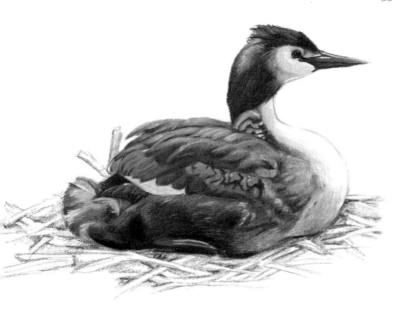

Somormujo Lavanco
Podiceps cristatus

Longitud: 48 cm. Es el miembro más grande y estilizado de esta familia. Presenta color claro en las partes inferiores y marrón con tintes ocráceos en el dorso, cabeza y cuello, siendo este último más largo y esbelto que en otros somormujos y con los laterales de la cabeza rematados con unos gráciles penachos de plumas, especialmente llamativos en época de celo. Su hábitat se localiza en aguas dulces interiores, si bien en invierno puede ocupar aguas abiertas junto al mar. Llega a permanecer más de un minuto bajo el agua en busca de peces que constituyen su principal fuente de alimento. En la Península Ibérica es un ave sedentaria, produciéndose algunos desplazamientos de individuos hacia el norte de África. En Granada suele ocupar la mayoría de los embalses de la provincia, donde se le puede observar nadando en aguas profundas. Ha sido una especie tradicionalmente invernante en esta provincia, si bien se conoce la presencia de parejas en época reproductora desde el año 1979 y cada vez con más frecuencia se ven individuos durante este periodo. Se ha confirmado la cría en el embalse de los Bermejales.

Orden Procellariiformes

Familia *Procellaridae*

Forman este grupo aves marinas pelágicas que normalmente crían en islas, islotes y acantilados marinos constituyendo grandes colonias. Son aves de mediano tamaño, de largas alas y cuerpo compacto, negruzcas por encima y claras por debajo. Se desplazan rozando las olas mediante un vuelo en el que alternan una serie de movimientos de alas con el planeo. Crían en huras a donde los adultos acuden fundamentalmente por la noche, mientras el día lo pasan en alta mar alimentándose. Esta peculiar forma de vida, y la migración que realizan hacia el Atlántico tras la reproducción, hace de este grupo de aves uno de los más desconocidos de nuestra avifauna. En la costa granadina, y fundamentalmente durante los pasos migratorios, pueden verse dos especies distintas. Esta familia está muy diversificada y sus especies viven en los mares no glaciales del mundo.

Pardela Cenicienta
Calonectris diomedea

Longitud: 46 cm. Es la mayor de las pardelas mediterráneas. El dorso es gris claro moteado y las partes inferiores blancas. La mayor parte de la población mediterránea española se concentra en una colonia de unas 6.000 parejas situada en la costa norte de Menorca. Se puede observar durante todo el año, pero es mucho más abundante en verano.

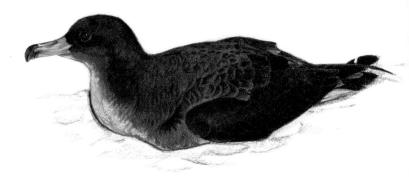

Pardela Mediterránea
Puffinus yelkouan

Longitud: 35 cm. Se han considerado dos subespecies distintas, P. y. yelkouan y P. y. mauretanicus, si bien no todos los autores están de acuerdo en su distinción taxonómica como tales. Se diferencia de la anterior especie porque el dorso es uniformemente oscuro y con marcas oscuras en los lados del pecho, axilares y vientre. Con paciencia y telescopio, pueden observarse ejemplares de esta especie en la costa granadina durante los pasos migratorios (fundamentalmente en junio).

Familia *Hydrobatidae*

Hábiles voladores, pasan casi toda su vida en alta mar cazando a sus presas, constituidas básicamente por crustáceos, sin posarse. Únicamente durante el periodo de cría se concentran en tierra firme, en donde tienen un comportamiento bastante torpe típico de aves muy adaptadas al vuelo continuo. Menos de una veintena de especies se conocen a nivel mundial, de las cuales sólo una cría preferentemente en las costas del norte peninsular.

Paíño Europeo
Hydrobates pelagicus

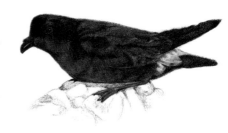

Longitud: 15 cm. Ave pequeña y negra con el obispillo blanco que vuela a baja altura sobre el mar. Al igual que la familia anterior, es una especie pelágica, que anida colonialmente en islas costeras del Atlántico y el Mediterráneo. Los individuos atlánticos son estivales, mientras que los mediterráneos parecen ser más sedentarios. Es una especie de gran movilidad, de la que hay citas invernales en el Estrecho de Gibraltar, Málaga y Sevilla. Existe una observación no homologada en Cerro Gordo (Almuñécar) en época de reproducción.

Orden Pelecaniformes

Familia *Sulidae*

Está constituida por aves de dimensiones considerables pero con perfil aerodinámico y alas grandes y puntiagudas, lo que les da un aspecto esbelto. Se alimentan de peces que capturan zambulléndose en el agua desde alturas de 20 ó 30 metros, pudiendo alcanzar en la inmersión otros 30 metros. Se distribuye por todos los mares del mundo.

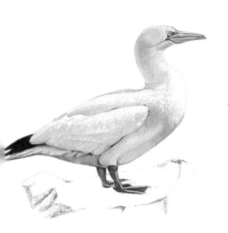

Alcatraz Atlántico
Sula bassana

Longitud: 90 cm. Es el único miembro de la familia que, aunque raramente, se puede observar en la provincia de Granada, y siempre sobre el mar. Su plumaje es blanco uniforme con los extremos de las alas negras y la cabeza algo amarillenta, presentando los inmaduros un plumaje gris pardusco de distintos estadíos hasta llegar al plumaje definitivo de adulto. Habita en el mar y anida en colonias más o menos numerosas sobre los acantilados costeros, pero cuando vive en islas o zonas de costa en las que la ausencia de depredadores se lo permite, nidifica directamente sobre el suelo. Es muy característica su forma de pescar, plegando las alas y lanzándose en picado al agua en busca de peces o calamares, lo que suelen hacer de manera casi simultánea cuando los individuos de los bandos localizan un banco de peces. En España es una especie invernante; los individuos proceden de las grandes islas atlánticas y de Noruega. El paso postnupcial (agosto-noviembre) es el más numeroso, y se produce de manera diferencial entre adultos y jóvenes, ya que mientras que los primeros costean por el lado de la Península Ibérica, los segundos se desplazan junto a la costa marroquí. En las costas granadinas se le observa esporádicamente durante todo el año, aunque resulta más frecuente en invierno.

Familia *Phalacrocoracidae*

La forman aves de morfología alargada, que se alimentan de peces a los cuales capturan buceando. Presentan los pies palmeados con los cuatro dedos unidos por membranas natatorias. Incluye especies que son de las pocas que no poseen un plumaje impermeabilizado, lo cual les dificultaría el buceo al aumentar la flotabilidad. Por ello se ven obligadas a pasar largos ratos con las alas literalmente en cruz y expuestas al sol, para secar las plumas antes de emprender el vuelo sin dificultad. Son 27 especies distribuidas prácticamente por todo el mundo excepto Siberia y parte de Norteamérica; se encuentran no sólo en los mares sino incluso en ríos y lagos muy lejos de la costa.

Cormorán Grande
Phalacrocorax carbo

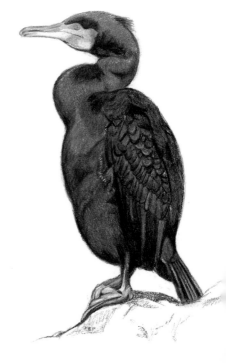

Longitud: 90 cm. Ave de pico medianamente largo y de extremo ganchudo con la base de color amarillento. El plumaje es prácticamente negro, con la garganta clara y una mancha blanca en el muslo, sólo visible en la época de cría. Los jóvenes son de color pardo sobre el que destaca la garganta y el vientre de color claro. Habita tanto en las costas como en las aguas interiores, en las que se concentran bandos numerosos de individuos que pasan el invierno en pantanos y lagunas profundas. Suele nadar en zonas de cierta profundidad en las que se zambulle durante largos periodos para capturar los peces que le sirven de alimento. En España cría en las islas Medas (Gerona), y en zonas muy concretas de las provincias de Toledo y Madrid. En Granada, como en la mayoría del resto peninsular, es un ave invernante cada vez más abundante y fácilmente localizable en las colas de muchos de los pantanos de la provincia; probablemente es el Negratín el que alberga el mayor número de ejemplares. Algunos de ellos han sido observados en época reproductora sin llegar a criar.

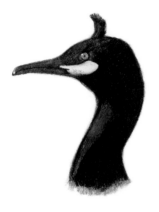

Cormorán Moñudo

Phalacrocorax aristotelis

Longitud: 76 cm. Es de aspecto muy similar al Cormorán Grande en invierno, aunque algo menor, si bien durante el verano su plumaje adquiere un brillo verdoso oscuro que junto con una cresta recta diferencian a ambas especies. Durante todo el año, la frente elevada del moñudo ayuda a distinguirlo del grande, de frente plana. Los juveniles son igualmente pardos aunque con el vientre menos claro que la especie anterior. Se trata de una especie casi restringida al hábitat costero donde se alimenta exclusivamente de peces. Es ave sedentaria que cría en las Baleares, costa Atlántica y dentro de Andalucía en Gibraltar (cinco parejas), ocupando las oquedades de los acantilados marinos para instalar el nido. Aunque no existen citas en las costas granadinas, puede que sus movimientos hayan pasado hasta ahora inadvertidos.

Orden Ciconiiformes

Familia *Ardeidae*

Esta familia incluye a todas las garzas y avetoros. Son especies estilizadas, de patas y cuello largos en el caso de las primeras, y algo más rechonchos y cortos de cuello en los segundos. Las alas son anchas y redondeadas en los extremos; vuelan de manera pausada, con lentos batidos, y con el cuello recogido entre los hombros. Sus más de setenta especies viven en todo el mundo, excepto en regiones muy frías, en general en aguas dulces (algunas especies en salobres), vadeando las aguas poco profundas en busca de sus presas o esperándolas al acecho.

Avetoro Común
Botaurus stellaris

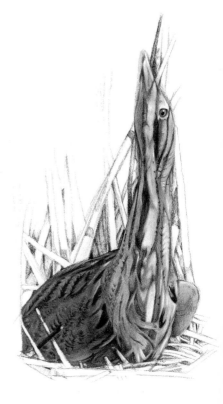

Longitud: 76 cm. De tonalidades pardas salpicadas de un moteado oscuro que lo camuflan perfectamente, se trata de una garza de cuello y patas algo cortas que raramente es observada pues pasa desapercibida entre las cañas en las que vive, advirtiéndose más su presencia por una llamada característica similar al mugido de un toro (de ahí el nombre de Avetoro). Habita zonas de vegetación ribereña, casi exclusivamente de carrizos, en los cuales ubica el nido. Su dieta es variada; se alimenta de peces, anfibios, polluelos e incluso pequeños mamíferos. Esta especie cría en pocas localidades de España, y en Granada se le ha visto como invernante en el río Guadalfeo, aunque es muy escasa.

Longitud: 35 cm. Se trata de otra garza difícil de observar, tanto por su pequeño tamaño como por su comportamiento discreto; normalmente se localiza en vuelo.

Avetorillo Común
Ixobrychus minutus

De cuello y pico algo cortos, el macho presenta un plumaje negro en dorso, punta de alas y cola que contrasta con el tono rosado del resto del cuerpo, mientras que la hembra es parda. En vuelo es muy característica una llamativa mancha clara en el centro del ala. Habita zonas de vegetación ribereña densa, en las cuales pasa inadvertida; se alimenta de pequeños peces, anfibios e insectos. En España se trata de una especie fundamentalmente estival que nidifica en colonias. En 1861 fue citado como reproductor en el Genil, en los parajes del Soto de Roma y Asquerosa (el actual Valderrubio). En la actualidad se ha localizado en época reproductora en el río Guadalfeo, lagunas de Padul y una pequeña charca de la comarca de Moreda.

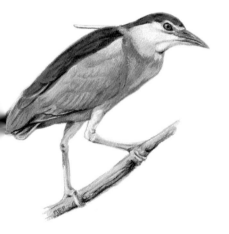

Martinete Común
Nycticorax nycticorax

Longitud: 76 cm. Los adultos presentan un contrastado plumaje, con el dorso y la parte superior de la cabeza negros y el resto del cuerpo grisáceo. Igualmente presentan un penacho de plumas largas que se insertan en la nuca del ave, y las patas amarillas. Los inmaduros son pardos y no se parecen en nada a los adultos. Frecuenta las zonas de vegetación ribereña y a diferencia de otras garzas, se le observa frecuentemente en colonias posadas en las ramas de los árboles y arbustos durante el día; su actividad es principalmente crepuscular y nocturna. Su alimentación se centra en peces, anfibios e insectos. Se trata de una especie fundamentalmente estival que en Granada se ha observado en el río Alhama y en el embalse de Colomera, si bien su reproducción no ha sido confirmada.

Garcilla Cangrejera
Ardeola ralloides

Longitud: 46 cm. Pequeña y rara garza de color pardusco en la mayoría del plumaje, salvo en las alas y vientre que son blancas. Los adultos tienen una cresta de plumas largas que les remata la cabeza y llegan hasta la espalda. Muestra una especial preferencia por los hábitat pantanosos, en los cuales suele pasar la mayor parte del tiempo escondida entre la vegetación. Pese a su nombre, se alimenta de una gran variedad de especies de pequeños peces, anfibios e invertebrados. En la Península Ibérica se trata de una especie temporal que nidifica en la mitad suroeste, en la que se censaron 822 parejas en 1990. En el siglo XIX crió en las lagunas de Padul, y hay un ejemplar disecado en el Departamento de Biología Animal de la Facultad de Ciencias que fue cazado en la vega de Granada, pero en la actualidad sólo existen citas de la especie en la provincia durante los pasos prenupcial y postnupcial.

Garcilla Bueyera
Bubulcus ibis

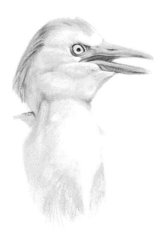

Longitud: 51 cm. Es de aspecto algo similar a la especie anterior pero mucho más abundante. El plumaje es blanco con tonos dorados en la cabeza, pecho y dorso, las patas son rojizas en la estación de cría y verdes el resto del año y el pico amarillento. Se le puede encontrar tanto en zonas encharcadas, como lejos de ellas pero cerca de vacas y caballos (de ahí el nombre de bueyera) aprovechando los insectos que al paso de estos animales emprenden el vuelo. Los sonidos que emiten las bueyeras son algo estridentes, similares a graznidos y ladridos. Es la garza más numerosa, con 70.000 parejas reproductoras en la Península Ibérica y en clara expansión. En la provincia de Granada no ha sido citada hasta hace pocas décadas y en la actualidad está en expansión sobre todo en la zona de la vega granadina, con dormideros que albergan varios cientos de individuos en las proximidades del pantano de Cubillas.

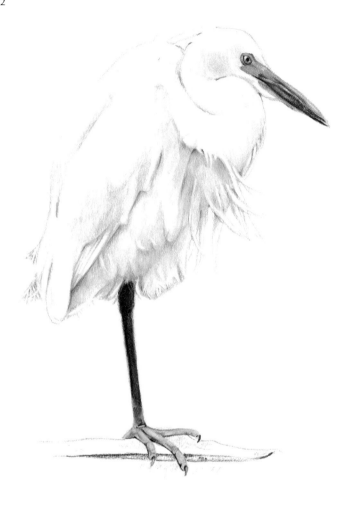

Longitud: 56 cm. Se trata de una garza blanca y esbelta, con el pico y las patas negras y los pies

Garceta Común
Egretta garzetta

amarillos. La cabeza presenta unas largas pero discretas plumas blancas que a veces no son visibles y que faltan en los inmaduros. Habita zonas encharcadas muy variadas, incluidas las orillas de pantanos, marismas, e incluso ríos, pero que en general son zonas abiertas. Su dieta incluye peces pequeños e insectos acuáticos entre otras especies, presas que no suele esperar inmóvil como hacen las garzas de mayor tamaño, sino que persigue activamente por las aguas someras en pequeñas carreras. La población reproductora de la Península Ibérica ocupa fundamentalmente el cuadrante sudoccidental, el delta del Ebro y la albufera de Valencia, y sus movimientos pueden ser tan largos como en el caso de un ave anillada en Doñana que fue recogida en Venezuela. En la provincia de Granada es un ave invernante regular en el interior y algo más rara en el litoral, que se puede observar en los embalses y ríos más occidentales como el de Colomera y Cubillas, así como en las costas de la provincia.

Garza Real
Ardea cinerea

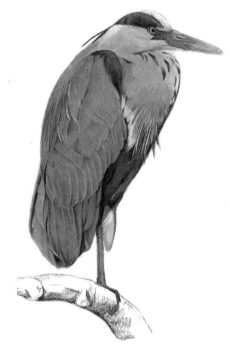

Longitud: 90 cm. Presenta el dorso y las alas grises y las partes inferiores blanquecinas, contrastando las rémiges negras con el resto del plumaje gris cuando el ave se observa en vuelo. Permanece inmóvil en las orillas abiertas de pantanos, marismas y ríos, arponeando con el pico a peces, anfibios e incluso pequeños mamíferos, presas que constituyen la base de su dieta. Como la mayoría de las garzas, los individuos permanecen solitarios cuando se dedican a la pesca, pues de otra forma se entorpecerían ahuyentando a las presas potenciales. En España se censaron 786 parejas reproductoras en 1986, aunque la población invernante es mucho más numerosa y ocupa sobre todo la mitad occidental de la península. En la provincia de Granada se han observado en los últimos años algunos intentos de cría con una primera reproducción confirmada en el año 2001 en el embalse de Béznar y algunos más en el 2002 en los Bermejales. Por otra parte es fácil de observar como invernante en embalses como el Cubillas y Negratín, e incluso en ríos como el Genil a lo largo de la vega de Granada.

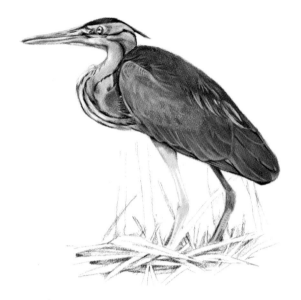

Longitud: 80 cm. Su aspecto es algo similar a la Garza Real, pero con el plumaje más contrastado.

Garza Imperial
Ardea purpurea

Presenta el cuello y pecho castaño y el dorso gris. En vuelo no es tan acusado el contraste entre rémiges negras y el resto del cuerpo como en la Garza Real. El hábitat ocupado por esta especie suele estar salpicado de vegetación más o menos densa donde se camufla entre los carrizos. La alimentación se basa en peces e insectos acuáticos, pero la segregación con respecto a la Garza Real no se produce tanto en el tipo de presas, sino en el hábitat ocupado por cada una de las especies. En España es un ave fundamentalmente estival aunque invernan algunos individuos. En Granada se le ha observado en el río Genil, en las Lagunas de Padul y embalse del Cubillas, si bien en el siglo pasado era citada incluso en Jesús del Valle (río Darro).

Familia *Ciconidae*

Esta familia se caracteriza, entre otras cosas, por la ausencia de músculos siríngeos, por lo que no emiten ningún tipo de canto; es típico de ellas el cloqueo, que es el sonido producido al chocar entre sí las dos mandíbulas que constituyen el pico. Las diecisiete especies que actualmente sobreviven de esta subfamilia se distribuyen por las regiones tropicales; algunas de ellas alcanzan regiones de clima templado, como es el caso de las dos únicas especies que visitan el sur de Europa, la cigüeña común y la cigüeña negra. En vuelo se caracterizan por mantener cuello y patas completamente estirados y tener unas alas de grandes dimensiones y perfil rectangular.

Cigüeña Blanca
Ciconia ciconia

Longitud: 102 cm. Se trata de una especie fácilmente identificable, por su plumaje blanco uniforme que contrasta con el negro de las rémiges y con el rojo de patas y pico. Es de sobra conocida su preferencia por los hábitat humanizados, en los cuales instala sus enormes nidos sobre iglesias y edificios. La distribución de los reproductores está directamente rela-

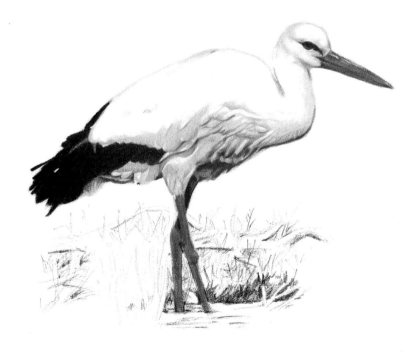

cionada con la superficie de pastizales y dehesas en la Península Ibérica, zonas en las que se alimenta de anfibios, reptiles y peces fundamentalmente. Este hecho ha provocado que esté ausente en las provincias costeras mediterráneas situadas más a poniente, entre las que se incluye Granada. No obstante se pueden observar algunos individuos en el paso migratorio por la provincia de Granada, al coincidir con algunas de las rutas escogidas sobre todo por las poblaciones más norteñas (cuatro individuos anillados fuera de España se han recuperado en la provincia). Si bien el número de individuos de esta especie bajó fuertemente en la segunda mitad del siglo XX, en la actualidad se han recuperado las poblaciones.

Orden Phoenicopteri- formes

Familia *Phoenicopteridae*

Es quizás una de las familias de aves de mayor colorido y vistosidad, no tanto por el diseño de cada individuo, sino porque viven gregarias y al volar muestran los colores de las alas formando una nube rosa que ha sido repetidamente captada en películas, especialmente de paisajes africanos. Representada en el mundo únicamente por cinco especies, de distribución tropical, tenemos la suerte de poder contar con poblaciones estables y nidificantes en la Península Ibérica de una de estas especies.

Flamenco Común
Phoenicopterus ruber

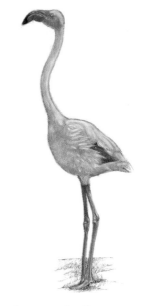

Longitud: 125-150 cm. Sin duda, una especie difícil de confundir con ninguna otra, por sus largas patas y cuello, así como su plumaje rosado, que se torna de un rojo intenso cuando el ave despliega sus alas para el vuelo. Este hecho la ha situado como el ave fénix de la mitología al asemejarse al ave llameante que resurgía de sus propias cenizas. El calificativo de flamenco le viene de su costumbre de *zapatear* en el agua para levantar los pequeños organismos de los que se alimenta. En el término municipal de Fuentedepiedra (Málaga) se sitúa la única gran colonia de España y una de las pocas de Europa, en la que pueden llegar a reunirse más de 13.000 parejas los años lluviosos. La gran cantidad de individuos jóvenes provenientes de este enclave cada año, se dispersan por diversos puntos de la provincia granadina, y pueden ser observados a finales de verano en el Pantano del Cubillas y algunos puntos de la costa.

Orden Anseriformes

Familia *Anatidae*

Esta familia incluye a los popularmente llamados *patos*. Todos los miembros viven por supuesto en zonas encharcadas, si bien hay mecanismos de segregación entre ellos que permiten la existencia de distintas especies. Una característica de la mayoría de ellas es un dimorfismo sexual muy acusado. Así, mientras que el macho presenta los colores más llamativos con el objeto de atraer a las hembras, éstas son bastante discretas para pasar desapercibidas durante el periodo de incubación. En casi todas las especies, las rémiges internas presentan colores llamativos que contrastan con el resto del plumaje; se denomina espejuelo este grupo de plumas. Sus picos suelen presentar muchas células sensibles que detectan las pequeñas semillas y animales de que se alimentan algunas de las especies. Existen patos buceadores (como los porrones) que se distinguen del resto por desaparecer completamente bajo el agua por largos periodos en busca de alimento, así como por su menor flotabilidad, que les hace mantenerse en el agua con el cuerpo muy hundido y la cola pegada a ella. Es una de las familias más diversificadas, con alrededor de 150 especies distribuidas por todo el mundo excepto el continente Antártico.

Ánade Azulón
Anas platyrhynchos

Longitud: 58 cm. Se le llama Azulón por un espejuelo de color azul especialmente visible en la época de celo. Los machos presentan la cabeza y el cuello verdes metalizados, que contrastan con los tonos negros y claros del resto del cuerpo, y supracobertoras caudales encaracoladas exclusivas del sexo (este último rasgo se conserva en los patos domésticos). Las hembras presentan un plumaje marrón poco contrastado en el que únicamente destaca el espejuelo de las rémiges primarias internas durante el vuelo. Esta especie es la anátida menos dependiente de la vegetación acuática para su reproducción, ya que nidifica tanto en el suelo como en árboles o edificios que pueden estar muy alejados del agua. Su alimentación es igualmente variada, a base de materia vege-

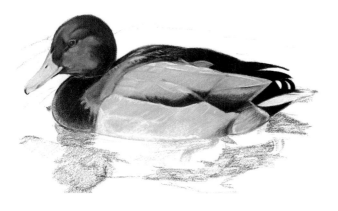

tal y animal muy diversa. Se trata del pato más común en España y en la provincia de Granada. Es un ave residente que ocupa la práctica totalidad de embalses de la provincia y algunos ríos caudalosos como el Genil (en su tramo más bajo) y el Guadiana Menor.

Silbón Europeo
Anas penelope

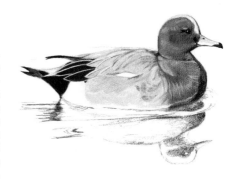

Longitud: 46 cm. El macho presenta la cabeza de color castaño rojizo con una franja amarillenta en el píleo, destacando en vuelo la parte inferior de las alas blancas y las supracobertoras del ala del mismo color. La hembra es muy similar a la del Ánade Real, con el pico más pequeño y la frente más alta. Vive en casi todo tipo de aguas dulces; frecuenta lagos y marismas durante el verano y estuarios y marismas interiores durante el invierno. A veces se aleja del agua y frecuenta terrenos herbosos, ya que su alimentación es vegetariana e incluye hojas, hierbas y raíces. La población ibérica está constituida por aves invernantes (de octubre a febrero) procedentes de países tan lejanos como Islandia y Finlandia; el censo de 1989 arroja un total de 130.000 individuos. En Granada es actualmente un ave difícil de observar que ocasionalmente se ve de paso entre distintas poblaciones.

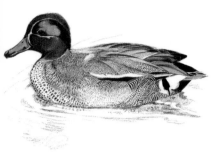

Cerceta Común
Anas crecca

Longitud: 35 cm. Se trata del pato de menor tamaño. En el macho destaca la cabeza castaña con un antifaz verde; en el resto del plumaje predominan los tonos negros y grisáceos. La hembra, como en la mayoría de los patos, es de tonos ocráceos bastante discretos en los que destaca únicamente el espejuelo verde y negro. Habita ríos y marismas y en invierno se le ve en aguas dulces someras y estuarios. Su alimentación se compone sobre todo de materia de origen vegetal (hojas, hierbas, raíces, semillas) y ocasionalmente algún invertebrado. La población española se ha estimado en unas 210.000 aves que pasan de septiembre a marzo entre nosotros, más de la mitad en las marismas del Guadalquivir. En Granada es una especie de difícil observación con escasos miembros en la provincia, aunque ha sido observada en pantanos como el de Bermejales y en charcas del Padul y la desembocadura del Guadalfeo.

Longitud: 51 cm. Lo más destacado de esta especie es su pico grande y ancho en forma de

Cuchara Común
Anas clypeata

espátula. En el macho destaca el pecho blanco sobre el flanco rojizo, el dorso oscuro y la cabeza verde, mientras que la hembra sigue la

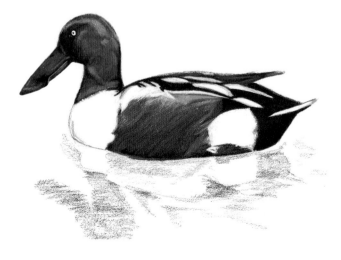

pauta general de colores pardos y poco llamativos, si bien su pico es igualmente grande y las supracobertoras de las alas de color gris azulado (sólo visibles en vuelo). Habita en prados húmedos y pantanosos durante el verano, pero en invierno ocupa marismas y aguas dulces. La anatomía de su pico está especialmente diseñada para filtrar el agua, de la que obtiene diminutas semillas y animales acuáticos. Esta segregación trófica permite observarlo junto a grupos de otras especies al no competir por el alimento. Existen pequeñas poblaciones de esta especie que crían en España en las marismas del Guadalquivir, Levante, La Mancha y Comunidad de Madrid, pero en invierno son hasta 145.000 los Cucharas que provenientes de Centroeuropa y las costas del mar Báltico y Mar del Norte, invernan en nuestro país. En Granada es un pato fácil de observar en la mayoría de embalses provinciales durante el invierno.

Pato Colorado
Netta rufina

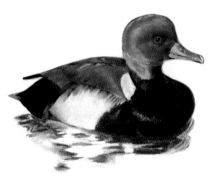

Longitud: 56 cm. Se trata de uno de los patos más llamativos, pues en el macho contrastan el pico rojo y la cabeza anaranjada (con las plumas ligeramente levantadas), con el pecho negro y el resto del plumaje blanco y terroso. La hembra, por supuesto más discreta, presenta las mejillas pálidas bajo una coronilla más oscura. Habita aguas dulces con presencia de vegetación, ya que su dieta se basa en plantas acuáticas. Se trata de una especie sedentaria en Iberia con algunos individuos que pueden realizar largos desplazamientos, como un pollo anillado en Doñana que llegó hasta Irlanda. Se produce una migración postnupcial de los individuos para la muda, que los lleva al embalse del Ebro (Cantabria), laguna de Gallocanta (Zaragoza-Teruel) y embalse de Orellana (Badajoz). No obstante cuando los embalses en los que crían conservan el agua, algunas aves permanecen en ellos para mudar. Se trata de una especie que en Granada es difícil de observar, únicamente de paso.

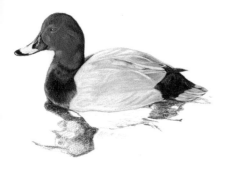

Porrón Europeo
Aythya ferina

Longitud: 46 cm. Se trata de un pato compacto y algo más rechoncho que el resto. El macho tiene la cabeza parda, el pecho negro y el resto del cuerpo grisáceo, mientras que la hembra es castaña en cabeza y pecho y grisácea en el resto del cuerpo. En ambos sexos la cola contacta con el agua cuando flotan, a diferencia del resto de anátidas existentes en la provincia de Granada (salvo el Pato Colorado) que presentan la cola netamente separada del agua. Frecuenta aguas dulces de lagos y embalses y en su dieta incluye tanto plantas acuáticas como pequeños moluscos y crustáceos. En España es un ave sobre todo invernante, y cría localmente en zonas como las marismas del Guadalquivir, Levante, Pirineo catalán y Galicia. En Granada ha criado en las lagunas de Padul, y algunas balsas y canales de riego de la mitad occidental de la provincia, pero como invernante es fácil de ver en embalses como el Cubillas, Negratín y Alhama.

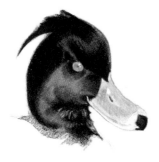

Porrón Moñudo
Aythya fuligula

Longitud: 43 cm. El macho es negro con los flancos del vientre blancos, y la hembra de un pardo uniforme, ambos con el iris amarillo. Presenta un penacho de plumas en la nuca que le vale el apelativo de *moñudo* y que es mayor en los machos. Esta especie sólo se puede observar como invernante en la Península Ibérica, y en la provincia de Granada suele ser un visitante habitual del embalse de Alhama y las lagunas de Padul, junto con el más raro y amenazado Porrón Pardo (*Aythya nyroca*).

Orden Falconiformes

Familia *Accipitridae*

Integran esta familia las grandes aves rapaces: milanos, ratoneros, azores, águilas y buitres, entre otros. Está constituida por unas doscientas especies y se encuentra distribuida por todo el mundo. Morfológicamente se distingue por su característico armamento (pico curvado y garras poderosas) y por sus alas anchas y largas, que confieren un vuelo pausado y majestuoso a las especies mayores. En general presentan varias fases de plumaje juvenil hasta alcanzar el adulto definitivo, y las hembras son mayores que los machos, lo que se interpreta como un mecanismo que permite a la hembra (más corpulenta) la defensa del nido, y al macho (más ágil) mayor efectividad en la caza para alimentar a su pareja y a la descendencia. La longitud de cada especie se refiere a la media de ambos sexos considerados conjuntamente.

Abejero Europeo
Pernis apivorus

Longitud: 51-55 cm. Rapaz parecida al Ratonero, con el que suele ser confundida; se diferencia de él por tener una cabeza más estilizada y una cola larga con sólo tres franjas, una terminal y dos situadas en la primera mitad de ésta. Su dieta se basa en la captura de insectos sociales, sobre todo larvas de avispas, lo que le ha valido el nombre de Abejero, si bien de vez en cuando incluye pequeños mamíferos, aves y anfibios en su alimentación. La población reproductora española se sitúa en los bosques y dehesas mediterráneas de la mitad occidental. En la provincia de Granada se le puede observar en grandes bandos durante el paso migratorio, tanto sobre la vega como sobre el mismísimo Mulhacén. A pesar de haberse observado algunos individuos en época reproductora en la comarca de Guadix, la cría no ha sido confirmada en la provincia.

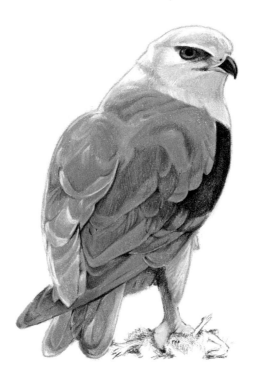

Longitud: 33 cm. Rapaz de color gris con las partes inferiores blancas, los hombros y el extremo de

Elanio Común
Elanus caeruleus

las alas negras y unos brillantes ojos rojos, habita zonas arboladas abiertas o tierras cultivadas con algunos árboles. Basa su alimentación en el consumo de micro mamíferos de actividad matinal y crepuscular, si bien incluye igualmente aves, reptiles e insectos (sobre todo en época de reproducción). España y Portugal son los únicos países de Europa donde se puede encontrar a esta especie típicamente africana, que cuenta con una población en expansión de unas quinientas parejas. En la provincia de Granada es un ave muy escasa que ha criado en el Temple, y de la que existen algunas citas de individuos tanto en el poniente granadino, como en la depresión de Guadix-Baza.

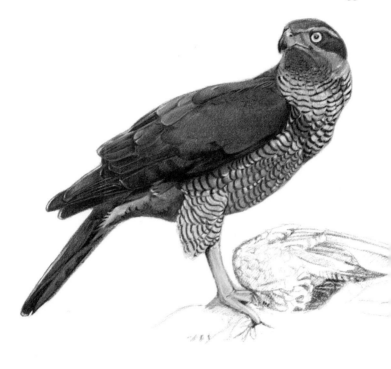

Azor Común
Accipiter gentilis

Longitud: 48-61 cm. Su tamaño mediano, su cola larga y unas alas cortas y redondeadas dotan a esta ave de una morfología especial para el vuelo acrobático en los bosques en los que suele habitar. Estas características le permiten predar sobre un amplio espectro de presas entre las que las aves son bastante frecuentes, sin despreciar a conejos, liebres y lagartos, entre otros. La época más favorable para observar azores es el inicio de la primavera, cuando la pareja se entrega a los vuelos nupciales en los que realiza todo tipo de acrobacias. Es un ave sedentaria que ocupa la totalidad de la Península Ibérica, y en la provincia de Granada se la puede localizar (no sin dificultad) en las masas forestales de la mayoría de las sierras, en cuyos arroyos y ríos se ubican frecuentemente sus territorios de cría. Es una especie particularmente abundante en la sierra de Huétor, donde encuentra un hábitat forestal muy favorable para sus necesidades alimenticias y reproductoras.

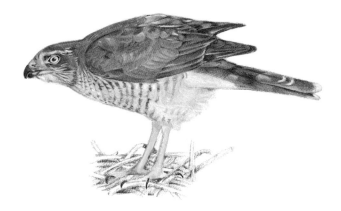

Longitud: 28-38 cm. De aspecto externo muy similar al Azor pero casi con la mitad de su tamaño, el

Gavilán Común
Accipiter nisus

macho presenta tonos rojizos en la pechuga, mientras que la hembra luce el típico diseño claro en el vientre, barrenado de franjas horizontales oscuras. A diferencia del Azor, no presenta franja ocular blanca, pero al ser ambas especies forestales, tienen el iris amarillo e incluso rojizo en los ejemplares más viejos. Esta característica se debe a que habita las zonas de vegetación intrincada en las cuales captura sobre todo aves de pequeño tamaño, y un iris con esta coloración parece ser más adaptativo para afrontar los cambios de luminosidad que sufre durante el vuelo entre el follaje. Como en el resto de aves ornitófagas, el macho llega a ser un tercio más pequeño que la hembra, lo cual parece permitirles una segregación trófica durante los meses no reproductivos, y una mejor defensa del nido por el mayor tamaño de las hembras. La población granadina de gavilanes no está suficientemente estudiada debido a lo difícil de su localización; deben de existir parejas reproductoras en muchas de las zonas con cubierta forestal, y la población se incrementa en invierno con las aves procedentes del norte de Europa.

Longitud: 51-56 cm. Esta especie fue rebautizada en el año 1994 por la S.E.O. como Busardo

Ratonero Común
Buteo buteo

Ratonero, sustituyendo al tradicional y familiar nombre de la especie. Se trata de una rapaz de cabeza gruesa, alas redondeadas y cola corta con franjas transversales, que puede lucir una gama muy amplia de plumajes, pero que en general presenta un fondo marrón con distin-

tas tonalidades. En vuelo destaca fundamentalmente la articu-
lación carpiana oscura sobre la
parte inicial de las rémiges, más
clara, y la cola corta. Es una
rapaz poco exigente con el hábitat que ocupa; se encuentra
tanto en zonas costeras como en
la montaña. Su dieta es igualmente variada; caza mamíferos
pequeños, conejos y ortópteros

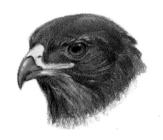

(muy frecuentes en primavera), si bien no desprecia otras especies e
incluso la carroña. Nidifica en árboles, que pueden encontrarse en
bosques más o menos densos o prácticamente aislados. La población
española es sedentaria, aunque acoge a algunos individuos procedentes
del norte de Europa durante el invierno. En Granada se trata de
una especie frecuente que cría de forma regular en gran parte de la
provincia, salvo en las zonas más áridas y con menos vegetación, en
las cuales no obstante se observan individuos invernantes.

Milano Negro
Milvus migrans

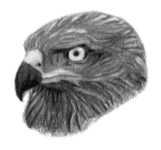

Longitud: 56 cm. Se trata de un
ave de color oscuro uniforme
cuyo carácter distintivo es la
cola algo ahorquillada y su
vuelo incansable, generalmente
a poca altura, en busca de alimento. Su hábitat es variado,
normalmente en zonas de vegetación abierta y en ocasiones
cerca de vertederos y del agua. Su alimentación es igualmente variada y oportunista; consume aves, mamíferos, reptiles e incluso carroña. Como su nombre científico indica, es una especie migradora,
que cría en gran parte de Europa y pasa el invierno en latitudes más
sureñas. La población ibérica se estima en unas 10.000 parejas, y a
veces nidifica formando concentraciones numerosas de parejas en
zonas como Doñana. En Granada aparece como nidificante sólo en
la zona más norteña de la provincia, pues desapareció de la hoya de
Guadix en el año 1984.

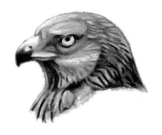

Milano Real

Milvus milvus

Longitud: 61 cm. Lo más destacado de la morfología de esta
rapaz es su cola muy ahorquillada, que junto a sus alas largas
y blancas hacia sus extremos, la
hacen inconfundible. En algunas zonas presenta una marcada
antropofilia que la lleva a frecuentar muladares y basureros, alternando este tipo de alimentación con toda clase de presas de mediano y
pequeño tamaño. La población reproductora española se ha estimado entre 3.328 y 4.044 parejas, con una clara tendencia a la regresión.
En la provincia de Granada, su distribución como reproductor se
limita a la zona norte (casi coincidiendo con el Milano Negro),
donde existen muy pocas parejas. Esta especie es de carácter sedentario, aunque se han observado ejemplares en varios puntos de la provincia durante los meses de otoño e invierno.

Águila Calzada

Hieraaetus pennatus

Longitud: 46-53 cm. Similar al
Ratonero en cuanto a tamaño,
pero con la cola más larga, apenas
barrenada y recta, y un claro contraste entre las rémiges oscuras y el
resto del ala clara. Otra de las peculiaridades que la caracteriza es el
hecho de presentar plumas en las patas hasta la base de los dedos, unas

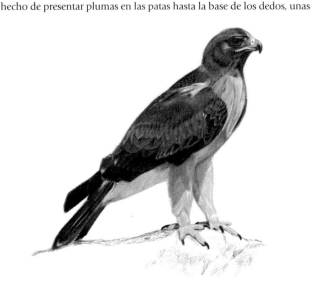

calzas que le dan nombre a la especie. El Águila Calzada (o Aguililla Calzada según la S.E.O.), presenta no obstante dos fases de plumaje, existiendo individuos en fase oscura que en vuelo parecen casi totalmente negros. Caza sobre todo aves pequeñas y medianas y en menor medida algunos mamíferos. Se trata de una especie de distribución meridional, que en Europa ocupa las zonas más templadas y únicamente durante la estación reproductora. En los pasos migratorios se ha comprobado un mayor número de individuos en fase clara que en oscura, tanto en el prenupcial (82%) como en el postnupcial (79%), lo que según algunos autores puede deberse a una mortalidad diferencial durante la invernada. La población española no es suficientemente conocida, pero parece constar de al menos unas 3.000 parejas reproductoras. En la provincia de Granada se encuentra bien distribuida y representada en la mayoría de las comarcas con alguna masa forestal.

Águila Perdicera
Hieraaetus fasciatus

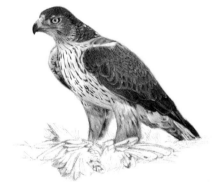

Longitud: 66-77 cm. La S.E.O. aconseja denominar a esta especie Águila-Azor Perdicera, término que parece algo engorroso para una especie tan popular en el sur ibérico. Presenta en la fase adulta un dorso pardo que contrasta con las partes inferiores blancas con manchas verticales. En vuelo destaca la mitad anterior de las infracobertoras de color claro, así como la cola larga y rematada en una ancha banda de color negro. El hábitat ocupado por la rapaz es muy variable; limita su distribución su carácter termófilo (nidifica por debajo de los 1.500 metros y en las zonas más meridionales de Europa) y la existencia de roquedos adecuados para la nidificación (raramente nidifica en árboles en Europa). Su alimentación incluye conejos, liebres y lagartos; las aves son más frecuentes en su dieta que en otras grandes rapaces (especialmente la Perdiz Roja), y llega a capturar especies del tamaño y la velocidad del vencejo. En la década de los noventa desaparecieron 116 parejas en España debido a la persecución humana y a la pérdida de hábitat de nidificación; no obstante alrededor del 80% de la población europea se encuentra en la actualidad en nuestro país (745-845 parejas). La población granadina (con algo más de cuarenta parejas) es de las mejor conservadas de Europa y la que presenta el éxito reproductor más alto (1,4 pollos por pareja), lo que ha sido favorecido por la orografía montañosa y abrupta de gran parte del territorio.

Longitud: 76-89 cm. Sobre su plumaje pardo destaca una melena con tonos dorados en los

Águila Real
Aquila chrysaetos

adultos y tenues manchas claras en la base de las primarias apenas visibles en los adultos y muy patentes en los juveniles e inmaduros, los cuales además presentan una franja blanca en la base de la cola. El hábitat ocupado por este águila es fundamentalmente montañoso, si bien también se encuentra en grandes llanos abiertos. En España nidifica tanto en árboles (10%) como en cortados rocosos (90%), y suele ser poco tolerante con la presencia humana en las zonas de nidificación. En su dieta tiene un papel destacado el conejo, aunque ataca a una gran variedad de presas e incluso consume carroña. En los últimos treinta años se han perdido un 30% de las parejas de la Península Ibérica, aunque la población se ha estabilizado en los últimos años en torno a las 1.200-1.300 parejas. La población granadina puede superar las 45 parejas (lo que supone una importante fracción de la población española), y aparece como nidificante prácticamente en todas las comarcas salvo en las zonas menos abruptas.

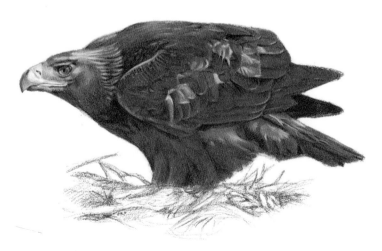

Culebrera Europea
Circaetus gallicus

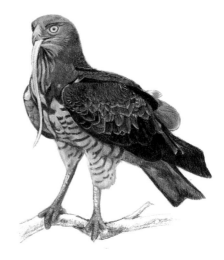

Longitud: 63-68 cm. Esta gran rapaz de plumaje claro y alas anchas resulta inconfundible. Vista de cerca, una de las características más notables de su morfología es la acusada frontalización de sus ojos (similares a los de las rapaces nocturnas). Ello es de gran utilidad para aumentar el campo de visión estereoscópica del ave y capturar con mayor precisión a las escurridizas serpientes, que son la base de su alimentación. Anida en grandes árboles, siempre que cuente con zonas despejadas cercanas en las que poder otear el terreno en busca de presas. Se trata de una especie reproductora, que normalmente llega procedente de África en los meses de febrero a abril, aunque algunos individuos son residentes todo el año en el entorno de Doñana. En la provincia de Granada se puede localizar a esta especie en casi todas las comarcas que conserven árboles añosos, especialmente en las de orografía montañosa.

Águila Imperial Ibérica
Aquila adalberti

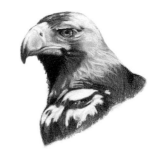

Longitud: 79-84 cm. Inconfundible por las plumas blancas de cabeza y hombros que presentan los adultos que contrastan con el resto del plumaje pardo oscuro. Se trata de una de las aves de presa más escasas del mundo, que sólo se puede observar en la Península Ibérica. En el año 2001 la población era de tan sólo 152 parejas reproductoras; el veneno, la electrocución y la caza furtiva son los causantes de esta situación. La población mundial se restringe geográficamente al cuadrante sudoccidental ibérico; en la provincia de Granada hay una sola pareja adulta de esta especie. No obstante, son importantes las zonas de dispersión (sierra de la Almijara, sierra de Huétor) para los individuos jóvenes de esta especie que cada vez se ven con más frecuencia. Éstos aprovechan la abundancia de presas, la relajada presión humana y la ausencia de adultos competidores para completar su madurez sexual hasta que ocupan un territorio como adultos.

Aguilucho Lagunero Occidental
Circus aeruginosus

Longitud: 48-56 cm. Se trata del mayor de nuestros aguiluchos, y como todos ellos, se caracteriza por unas alas largas y estrechas y una cola larga, con un vuelo grácil y ligero en el cual se puede observar su perfil frontal en forma de V. La hembra y los juveniles son pardos con la garganta, frente y hombros color canela, mientras que los machos presentan las rémiges y rectrices de color gris. Como su nombre indica, esta especie se halla ligada a los medios acuáticos, especialmente lagunas y marismas, y hace su nido en el suelo entre los cañaverales. En su dieta aparecen sobre todo pequeñas aves y mamíferos acuáticos. La población española es sedentaria, y se encuentra en un periodo de recuperación después del descenso sufrido tras la política de desecación de las zonas húmedas, cifrándose en el censo de 1990 en algo más de quinientas parejas. Su presencia como sedentario en la provincia de Granada es dudosa, ya que hasta mediados de los ochenta se podía observar en la laguna del Padul, pero en la actualidad parece haber desaparecido como reproductor.

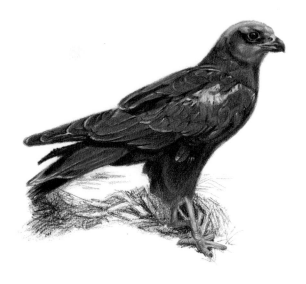

Aguilucho Pálido
Circus cyaneus

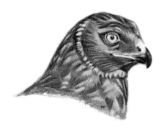

Longitud: 43-51 cm. Los machos
son de color gris claro uniforme
con el obispillo blanco y extremos
de las alas negros, mientras que las
hembras son pardas. Se trata de
una especie que sobrevuela a baja
altura los espacios abiertos sin
masas arbóreas maduras, localizando los pequeños pájaros y roedores
que constituyen su dieta. En España sólo se encuentra como reproductor
en la franja húmeda septentrional, y en el resto del país se halla como
invernante. En la provincia granadina se puede observar con cierta facilidad en los piornales de Sierra Nevada y en la depresión de Guadix-Baza,
donde la deforestación y suave relieve del paisaje favorecen la aparición
de esta especie.

Aguilucho Cenizo
Circus pygargus

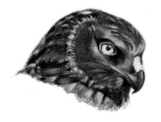

Longitud: 41-46 cm. Especie muy
similar a la anterior en su morfología y dimorfismo sexual, si bien
la mancha blanca del obispillo es
más pequeña y los machos presentan un par de bandas negras
que le recorren el ala. A diferencia de la especie anterior, en España sólo
lo podremos observar en primavera y verano, pues las 2.000-2.600 parejas que crían en Iberia migran a África con la llegada del mal tiempo. Uno
de los problemas que ha sufrido esta especie ha sido el cambio de los
usos tradicionales del cultivo del cereal, entre el cual instala su nido en el
mismo suelo. De esta forma, las cosechadoras han causado estragos en
las nidadas de la especie; la retirada de pollos y posterior recolocación en
el rastrojo es una de las medidas más efectivas para su conservación.
En la provincia de Granada, la especie aparece en los llanos cerealistas del poniente, de Moreda y, cada vez más raramente, en la depresión de Guadix.

Longitud: 58-66 cm. Este pequeño buitre, con cola en forma de cuña, es de un blanco sucio de adulto,

Alimoche Común
Neophron percnopterus

con la cabeza amarillenta y las plumas rémiges de color negro. Los jóvenes son muy distintos, con un plumaje pardusco oscuro homogéneo. Se trata de una especie estival que en España ocupa hábitat muy variados, si bien necesita de roquedos para la nidificación que limitan su área de distribución. Se alimenta básicamente de carroña de ganado y, en épocas de mixomatosis, de conejos. Es conocido como el buitre sabio, por su capacidad para romper los grandes huevos de avestruz golpeándolos reiteradamente con piedras. En Granada aparece exclusivamente en la zona norte de la provincia, criando en las inmediaciones de una buitrera ocupada por el Buitre Leonado.

Longitud: 96-104 cm. Se trata del ave de mayor peso y envergadura de las que existen en la actuali-

Buitre Leonado
Gyps fulvus

dad en la provincia granadina. Su color leonado, cuello largo, cola corta y anchas alas la hacen inconfundible. Como todos los grandes buitres, aprovecha las corrientes térmicas para ganar altura y desplazarse en busca de la carroña de la que se alimenta, la cual, por culpa del uso de

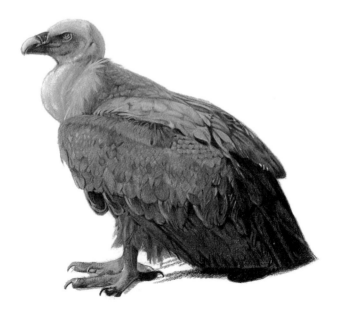

venenos, puede producir la muerte masiva de individuos en las poblaciones. No obstante, la población española de la especie tuvo un incremento del 80-90% entre 1979-1989, aunque sin apenas ampliar su área de distribución, calculándose en la actualidad en unos 22.945-24.535 individuos. La población reproductora granadina se redujo drásticamente en la década de 1960, coincidiendo con diversas campañas de envenenamiento masivo para eliminar depredadores. La población actual se estima en algo más de treinta parejas, repartidas en tres colonias situadas cerca del límite norte de la provincia. No obstante, la presencia de individuos divagantes es cada vez más frecuente en todas las sierras de la provincia, por lo que antiguas buitreras como las de los ríos Monachil y Dúrcal podrían volver a ser ocupadas en un futuro

Familia *Pandionidae*

El único miembro de esta familia que existe en el mundo es el Águila Pescadora. Falta únicamente de las regiones polares, Nueva Zelanda y extremo sur de América del Sur.

Águila Pescadora
Pandion haliaetus

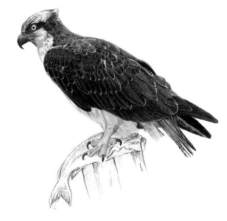

Longitud: 55 cm. Presenta el dorso y la parte superior de las alas de color marrón, contrastando con el color blanco de las partes inferiores que sólo es interrumpido por el barreado de rémiges y rectrices y un antifaz que le recorre la cara. Es una de las aves más especialistas, ya que basa su dieta en la captura de peces y muy raramente algún crustáceo. En los países más norteños se distribuye por las costas y aguas interiores, pero en nuestro país las pocas parejas reproductoras (islas Baleares y Canarias) se localizan en medio marino. En la provincia de Granada existió una pareja en los acantilados de Maro-Cerro Gordo (Almuñécar) hasta 1976, observándose aún hoy día el enorme nido que usaron para la nidificación. En la actua-

66

lidad se pueden encontrar individuos durante los pasos migratorios prenupcial (abril-mayo) y postnupcial (septiembre-octubre) en algunos embalses como el Negratín, Iznájar y Cubillas, en los cuales pueden permanecer incluso semanas alimentándose de peces.

Familia *Falconidae*

Incluye a los popularmente denominados halcones, característicos por su pequeño tamaño, alas largas, apuntadas y en forma de hoz, y cola corta. Son igualmente conocidos por su vuelo potente y por sus impresionantes vuelos en picado en busca de sus presas. La mayoría de las especies anidan en oquedades, sin aportar ningún tipo de material para la construcción del nido, y cuando ocupan un nido (caso del Alcotán Europeo) buscan el construido por otra especie. Alrededor de cincuenta especies constituyen actualmente esta familia, que se encuentra distribuida fundamentalmente en el hemisferio sur.

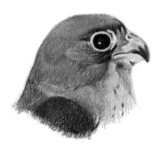

Cernícalo Primilla
Falco naumanni

Longitud: 30 cm. Muy similar al más conocido y abundante Cernícalo Vulgar, del que se diferencia por ser algo más pequeño, tener las plumas centrales de la cola un poco más largas que el resto, presentar menos motas oscuras en su plumaje y criar en edificaciones humanas (o muy cerca de ellas). Se trata de una especie migratoria que nos visita en primavera y verano para la cría, si bien existen varias localidades de invernada situadas en el cuadrante sudoccidental de la península. La población española se cifra en torno a las 5.000 parejas repartidas en unas 350 colonias de cría, con una clara regresión observada en los últimos treinta años. Su alimentación se basa en grandes insectos, aunque capturan ocasionalmente algún pequeño mamífero o ave. Anida en construcciones humanas (iglesias, viejos edificios, graneros, etc.), y parece que el deterioro de muchas de ellas, la competencia con otras especies oportunistas por los lugares de nidificación, los venenos acumulados por los insectos y la desaparición de éstos de muchas zonas antaño agrícolas, han provocado la disminución de la especie en España. En la provincia de Granada se trata de una especie escasa, pues ha desaparecido de localidades como Loja, El Turro y Sierra Elvira, incluso de las propias torres de la Alhambra. Actualmente existe una colonia de algo más de veinte parejas en Puebla de Don Fadrique, otra algo más pequeña cerca de Moreda y algunas parejas dispersas en distintas zonas de la provincia. Se sigue un programa de cría en la Alhambra (liberando jóvenes criados allí), que pretende que la especie regrese como reproductora al monumento.

Cernícalo Vulgar
Falco tinnunculus

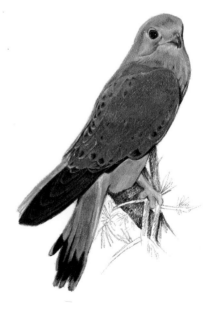

Longitud: 34 cm. Contrariamente a lo que ocurre con la especie anterior, se trata de la rapaz más abundante de la provincia (y probablemente de España). Ocupa todo tipo de terrenos más o menos abiertos; puede ser observada tanto en zonas de alta montaña como a nivel del mar. Su alimentación es igualmente variable, pues incluye grandes insectos, pájaros, pequeños mamíferos y lagartijas, entre otras presas. Anida tanto en oquedades situadas en roquedos y edificios como en nidos construidos por otras especies, y una pareja ha llegado a criar en el granadino barrio de la Chana, sobre un aparato de aire acondicionado de un quinto piso. Característicos son sus vuelos de cernida, en los que encarando el viento cuando éste sopla con cierta velocidad, batiendo las alas con rapidez y abriendo la cola, permanece inmóvil en el aire oteando las posibles presas. Es sin duda la rapaz más fácil de observar en la provincia y de las pocas que se encuentra en un buen estado de conservación.

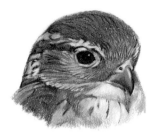

Esmerejón
Falco columbarius

Longitud: 26-33 cm. Este pequeño halconcillo de dorso oscuro y
vientre moteado está especialmente dotado para capturar aves
en vuelo rasante sobre los espacios abiertos. En España se trata
de una especie invernante que
puede ser observada entre sep-
tiembre y marzo y regresa al norte de Europa para criar. En la provincia granadina, pueden localizarse esmerejones en otoño e invierno en
todas las zonas estepáricas, especialmente en el Temple y la depresión
de Guadix-Baza.

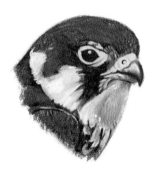

Alcotán Europeo
Falco subbuteo

Longitud: 30-35 cm. Se trata de
una ágil y estilizada rapaz, de
calzas rojizas en los adultos,
densamente listado por las partes inferiores, y de cola algo más
corta que el resto de los halcones. En España se trata de una
especie estival, que ocupa zonas
abiertas con algunos árboles en
los que poder criar, eso sí, en el
nido de otras especies, generalmente la Corneja Negra y el Milano. Su
alimentación incluye principalmente grandes insectos y aves pequeñas y medianas, si bien parece que el alimento de los pollos se basa
únicamente en éstas últimas. La población española es escasa, esti-
mándose en unas 1.600 parejas reproductoras. La granadina es muy
escasa y poco conocida, con unas 10 parejas seguras, si bien es de las
más importantes de Andalucía. La zona más propicia para la especie
son los encinares adehesados de la depresión de Guadix, donde antaño era relativamente abundante, y en los que todavía se pueden contemplar alcotanes entre mayo y septiembre.

Halcón Peregrino
Falco peregrinus

Longitud: 38-48 cm. El más grande de los halcones sedentarios ibéricos, presenta un plumaje variable con la edad, pero que de adulto suele ser gris pizarroso por arriba con las partes inferiores claras y listadas horizontalmente. Sus plumas son rígidas y cortas, lo que le ayuda a realizar sus prodigiosos picados penetrando en el aire a velocidades que se estiman de hasta 300 kilómetros por hora. Su dedo central es desmesuradamente largo, lo que le sirve para acuchillar a sus presas en el picado y recogerlas incluso antes de que lleguen al suelo, sin duda un espectáculo difícil de olvidar. La población española se estima en unas 1.700 parejas, que han sufrido el acoso de algunos desaprensivos en busca de pollos para su uso en cetrería tras ser expoliados de los nidos. Habita tierras abiertas con cortados cercanos en los que poder criar en alguna repisa, y caza fundamentalmente aves. En Granada existe una buena población de peregrinos (55-65 parejas), que se reparten por todas las comarcas, incluyendo algunas parejas que crían en acantilados marinos y que cazan otras aves sobre el Mediterráneo.

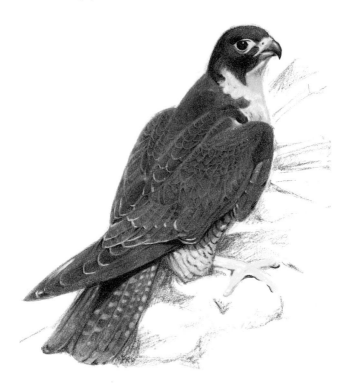

Orden Galliformes

Familia *Phasianidae*

La familia de gallináceas más popular y numerosa, con especies rechonchas de alas cortas y redondeadas, muy propia de la caza menor, incluye a perdices, codornices, colines y faisanes. Actualmente se conocen unas 170 especies distribuidas por las regiones templadas y tropicales.

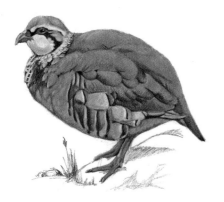

Perdiz Roja
Alectoris rufa

Longitud: 34 cm. Bien conocida, es una de las aves más codiciadas en la caza menor en España. Resulta inconfundible no sólo por su pico y sus patas rojas, sino por el reclamo, el aspecto rechoncho y sus carreras seguidas de un vuelo ruidoso y a baja altura. Ocupa gran variedad de hábitat, pero aparece con más frecuencia en los paisajes mediterráneos de monte bajo con terreno accidentado, desde donde huye con más facilidad de sus enemigos y se siente más segura para instalar el nido en el mismo suelo. Se trata de una especie muy abundante en España, pero las continuas repoblaciones realizadas en los cotos de caza menor –casi siempre con individuos sin garantías sanitarias ni genéticas, y a veces con Perdiz Griega (*Alectoris graeca*)– aconsejan regular de manera más eficiente la gestión de esta especie, que es importante en la dieta de algunas rapaces amenazadas como el Águila Real y sobre todo el Águila Perdicera. En la provincia de Granada alcanza una de las densidades más altas de España, con hasta 4,1 perdices por diez hectáreas en zonas no manejadas cinegéticamente. Su alimentación consta de semillas y plantas herbáceas, aunque para los perdigones (pollos) los insectos son imprescindibles para un buen desarrollo y constituyen hasta un 80% del alimento ingerido en la primera semana de vida.

Codorniz Común
Coturnix coturnix

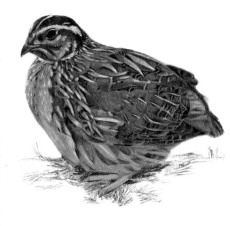

Longitud: 18 cm. Ave pequeña y bastante reservada, es difícil de detectar, aunque su típico canto a menudo la pone de manifiesto. Cría en el suelo sobre zonas desarboladas, fundamentalmente praderas y cultivos de cereales, hasta los mil metros de altitud. Se alimenta tanto de semillas como de invertebrados, y aunque es sobre todo estival, algunas poblaciones permanecen en el sur peninsular durante todo el año. No existen datos concretos, pero todo parece apuntar a que en los últimos años se ha producido una fuerte regresión de la especie en España. Productos fitosanitarios, cambios de cultivos y presión cinegética excesiva han diezmado muchas poblaciones antaño más abundantes. En la provincia de Granada existen zonas dispersas en las que se puede localizar a la pequeña gallinácea criando, casi siempre asociadas a los cultivos de cereal o campos en barbecho.

Orden Gruiformes

Familia *Rallidae*

Esta gran familia engloba a aves medianas muy hurañas que habitan densos carrizales y vegetación acuática en general. Debido a su comportamiento, son difíciles de estudiar y, por tanto, desconocidas en muchas facetas de su biología y ecología. El método más usual para su identificación es la localización a través de reclamos en época de cría. Con un centenar de especies, se encuentra distribuida por todo el mundo no permanentemente helado, incluidas las islas del Pacífico e Índico.

Rascón Europeo
Rallus aquaticus

Longitud: 28 cm. Se trata del único miembro de la familia que presenta un pico medianamente largo, rojo en la base y negro en la punta. Su plumaje es gris cenizo en el vientre y de tonos parduscos en el dorso. Moluscos, insectos e incluso materia vegetal son consumidos por esta especie en las zonas encharcadas, que sitúa su nido bien camuflado entre la vegetación. La población ibérica es sedentaria y aumenta en invierno con los individuos procedentes del centro y norte de Europa. En la provincia granadina se le puede encontrar en lo que queda de la antaño importante laguna del Padul, cerca de Huélago, y en algunos ríos como el Guadalfeo y Aguas Blancas. Similares al rascón son los polluelos, de los cuales se han recogido algunos individuos que han sido anillados en la provincia, aunque son muy raros en ella.

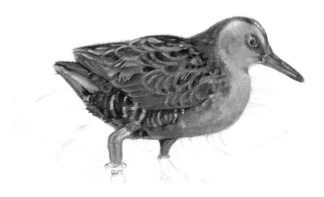

Gallineta Común
Gallinula chloropus

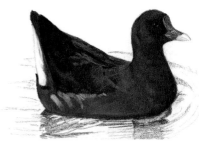

Longitud: 35 cm. Popularmente conocida como Polla de Agua, es fácil de ver en los cursos de los ríos que conservan una buena vegetación de ribera asociada a los márgenes. Su aspecto general es gris negruzco con el pico rojo, una línea blanca recorriendo cada flanco y la parte inferior de la cola igualmente blanca. Se alimenta sobre todo de vegetales, incluidas las semillas y partes en crecimiento de diversas plantas acuáticas, aunque también consume caracoles, artrópodos e incluso peces muertos. La población española es sedentaria y tan abundante que llega a causar problemas en las zonas agrícolas cercanas a las zonas palustres, por el consumo de plantas en crecimiento. En Granada se puede localizar incluso en las proximidades de la ciudad, y en cursos no muy altos de ríos con vegetación ribereña, como el Genil y el Guadiana Menor, así como en áreas encharcadas como las lagunas del Padul, el Guadalfeo o colas de los pantanos.

Focha Común
Fulica atra

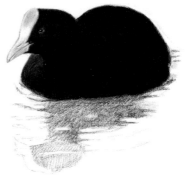

Longitud: 38 cm. Ave totalmente negra de la que únicamente destaca el pico y un escudete frontal blanco y sin diferencia entre machos y hembras. Se localiza en lagunas y ríos con orilla de vegetación densa; es fundamentalmente sedentaria en la Península Ibérica, que recibe individuos del centro y norte de Europa a partir del mes de octubre. Cabe destacar su parecido con la Focha Moruna (*Fulica cristata*), especie catalogada como en peligro de extinción, de la que apenas se diferencia por un par de tubérculos rojos situados sobre el escudete frontal del pico. Tanto las plantas acuáticas como la materia animal son consumidos por la Focha Común; se observan con frecuencia grupos numerosos sobre aguas abiertas buceando en busca de alimento. En Granada se puede localizar en todos los pantanos y muchas de las pantanetas y grandes balsas de riego con vegetación asociada.

Familia *Otitidae*

La integran aves grandes y robustas que viven en paisajes muy abiertos en Australia, África, Arabia, sur de Europa y Asia central. De alrededor de una veintena de especies, solo dos viven en España, de las cuales la Avutarda (*Otis tarda*) es la mayor (hasta ocho kilos de peso en los machos). Esta especie disminuyó progresivamente de la comarca del Temple y la depresión de Guadix, hasta desaparecer los últimos individuos de los llanos del Marquesado del Zenete a principios de la década de 1970.

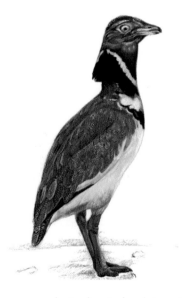

Sisón Común
Otis tetrax

Longitud: 44 cm. Es de cuerpo robusto, patas y cuello largo y plumaje pardo, únicamente interrumpido por franjas de negro y blanco en el cuello de los machos. En vuelo es muy característico el contraste de las alas, pardas cerca del cuerpo y blancas hacia el extremo, rematadas de negro hacia el final de las primarias. La población española, sedentaria, se ha cifrado en unos 200.000 individuos. Es un ave de espacios abiertos, campos de cereal, herbáceas y barbecho, donde se alimenta de brotes e insectos, si bien evita los cereales y plantas de más de veinte centímetros de altura. Su estrategia reproductora es de tipo lek, es decir, los machos se reúnen para exhibirse en determinadas áreas a las que acuden las hembras, éstas eligen macho, se aparean y se desplazan a otras zonas en las que nidifican. Forman bandos invernales frecuentes sobre todo en Extremadura y Andalucía. En Granada se localiza en las altiplanicies de la depresión Guadix-Baza, en la comarca del Temple y algunas zonas de la vega próximas a la capital, sobre todo en invierno.

Orden Charadriiformes

Familia *Recurvirostridae*

Familia formada por pequeñas zancudas de color blanco y negro, de pico y patas largos, apropiados para vadear aguas someras en busca de los pequeños invertebrados acuáticos de los que se alimentan. Se trata de especies estivales que tan sólo desde hace pocos años permanecen durante el invierno en la zona sur peninsular. Está constituida únicamente por siete especies, dos de las cuales están presentes en la Península Ibérica y son muy raras en el resto de Europa.

Cigüeñuela Común
Himantopus himantopus

Longitud: 38 cm. Largas patas rojas, pico negro y largo y un plumaje a modo de frac caracterizan a esta especie. Las patas son especialmente prominentes en vuelo, durante el que sobresalen de manera significativa sobre la corta cola. Su reclamo es característico, un áspero sonido semejante a «risotadas» que repite rápidamente y que podemos transcribir como «ki-ai». Suele ocupar marismas poco profundas; a pesar de existir citas en época reproductora, lo normal es observar a esta especie durante los pasos migratorios en la provincia. La mayor población reproductora se ubica en la provincia de Cádiz, con más de 2.000 parejas estimadas a finales de la década de 1980.

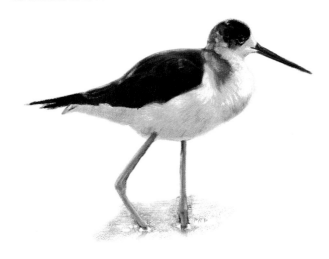

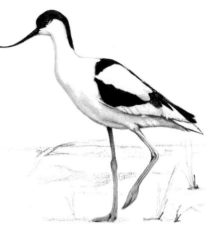

Avoceta Común
Recurvirostra avosetta

Longitud: 43 cm. Especie de morfología similar a la anterior, con patas azuladas, partes superiores listadas de blanco y negro, y un curioso y largo pico claramente curvado hacia arriba. Este diseño especial hace que, al inclinar la cabeza, el tercio final del pico se sitúe en paralelo a la superficie del agua, lo que le permite filtrarla en busca de los pequeños invertebrados de los que se alimenta. Se le puede encontrar en aguas someras salinas y salobres, siendo en Granada una especie poco frecuente que normalmente sólo se observa en invierno, asociada a los distintos pantanos de la provincia.

Familia *Burhinidae*

Con sólo nueve especies, esta familia se distribuye por todas las regiones templadas y tropicales de todo el mundo, con excepción de América del Norte y algunas islas de Oceanía. Son todas de plumajes pardos poco llamativos y habitan zonas despejadas como praderas o sabanas.

Alcaraván Común
Burhinus oedicnemus

Longitud: 41 cm. Ave de cuello corto y colores parduscos, de los que tan solo destaca el tono amarillento de las patas, iris y base del pico. Los ojos son bastante grandes con respecto a su tamaño, lo que le permite desarrollar cierta actividad nocturna (sobre todo al crepúsculo) con vuelos a baja altura. Su hábitat se localiza fundamentalmente en zonas secas, pedregosas y abiertas, donde su plumaje le hace pasar casi inadvertido, aunque a veces ocupa pastizales de montaña hasta los 1.500 metros de altitud; se alimenta principalmente de invertebrados. La población ibérica es sedentaria, aunque por sus costumbres nocturnas y lo dificultoso de su localización, es muy poco conocida. En la provincia de Granada los alcaravanes encuentran un hábitat muy favorable en algunas comarcas, y de hecho una de las mayores densidades de España se da en la depresión de Guadix (0,59 aves por diez hectáreas). Son igualmente frecuentes (lo que no significa que sean fáciles de ver) en la vega granadina, donde lamentablemente todavía hay quien practica la caza nocturna de esta ave en las noches de luna, aguardando tumbados en el suelo la silueta del ave recortada contra el cielo. De esta forma se incumple doblemente la ley, al cazar de noche, y al disparar sobre una especie protegida catalogada como vulnerable en Andalucía.

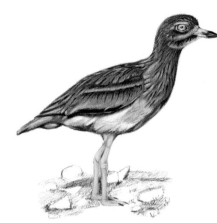

Familia *Charadriidae*

Aves de tamaño pequeño y mediano, distribuidas por todo el mundo, están normalmente ligadas a medios acuáticos, donde se alimentan de insectos y gusanos. Son de plumajes pardos o grisáceos; es muy característica su manera de desplazarse con pasos cortos y rápidos. Crían en el suelo y los guijarros del suelo hacen de nido para los huevos, que son de color pardo, moteados de oscuro, miméticos por tanto con los guijarros y prácticamente invisibles. Si son molestadas durante la cría, suelen iniciar una maniobra de despiste simulando una lesión en el ala, lo que hace al intruso perseguir a la avecilla (alejándola del nido) hasta que milagrosamente recupera la capacidad de vuelo. De un total de sesenta especies para la fauna mundial, en la provincia granadina podemos encontrar las cuatro especies que se reseñan a continuación, pero también durante los pasos migratorios podemos ver especies como el Chorlito Dorado Europeo (*Pluvialis apricaria*) y el Chorlito Gris (*Pluvialis squatarola*), prácticamente inexistentes el resto del año en la provincia.

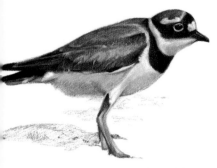

Chorlitejo Chico
Charadrius dubius

Longitud: 15 cm. Presenta la morfología típica de la familia, con patas amarillas algo largas, cuello y pico cortos, y plumaje pardo en el dorso y claro por debajo. Además tiene un babero y antifaz negro, así como un anillo ocular amarillo, que le dan un aspecto muy característico. En vuelo no presenta franjas blancas en las alas (a diferencia de otras especies parecidas de esta familia); habita arenales de agua dulce y costeros, y, sobre todo, cauces fluviales. Dentro de la amplia gama de invertebrados que le sirven de alimento, consume sobre todo insectos. Se trata de un ave estival que en Granada cría en los embalses de Cubillas, Colomera y Bermejales, así como en la desembocadura del Guadalfeo.

Chorlitejo Grande
Charadrius hiaticula

Longitud: 19 cm. Especie muy parecida a la anterior, aunque algo más grande, y con las distintivas franjas blancas de las alas. En Iberia se trata de una especie invernante, de la que aves anilladas en España se han recuperado en Groenlandia e Islandia. Habita zonas costeras, playas de guijarros y orillas de ríos y pantanos. Caza una amplia variedad de invertebrados, con especial predilección por todo tipo de gusanos. En la provincia granadina no es demasiado frecuente, si bien durante el invierno se pueden ver individuos en el litoral y pantanos como el Cubillas.

Chorlitejo Patinegro
Charadrius alexandrinus

Longitud: 16 cm. Muy similar a la especie anterior, de la que se diferencia bien por la ausencia de babero y, como su nombre indica, por las patas negras. No obstante, este último aspecto a veces pasa desapercibido, debido a que en estas especies el limo puede enmascarar el color de las patas. Es más frecuente en la costa que en las zonas húmedas interiores, hecho que también se produce en la provincia de Granada, y se ha comprobado la fidelidad de algunos individuos a la zona de cría de un año para otro. Esta especie cría en el litoral granadino, si bien en los pasos migratorios se incorporan abundantes aves provenientes del norte.

Avefría Europea
Vanellus vanellus

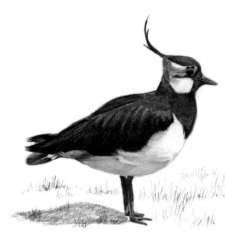

Longitud: 30 cm. Ave muy común en gran parte de Europa, inconfundible por su vientre claro, babero negro, dorso oliváceo y una pluma muy alta sobre la cabeza. Su vuelo pausado, de alas largas y anchas es igualmente característico; se agrupa durante el invierno en bandos de varios cientos de individuos. Cuando el frío arrecia, estos bandos se incrementan con la llegada de individuos procedentes de latitudes más norteñas (de ahí el nombre de ave-fría). Se alimenta principalmente de invertebrados, a los que localiza en las zonas agrícolas y herbáceas abiertas que frecuenta. A pesar de tratarse de una especie cinegética, no existe información acerca de sus efectivos poblacionales ni de sus tendencias demográficas en España. Los bandos invernales son muy comunes en la vega del Genil y en otras zonas abiertas de la provincia de Granada.

Familia *Scolopacidae*

Este grupo incluye una gran variedad de pequeñas y medianas zancudas, unas setenta especies, ligadas a los medios acuáticos, especialmente en el hemisferio norte. Oscilan entre los 13 centímetros del Correlimos Menudo (*Calidris minuta*) y los 55 centímetros del Zarapito Real (*Numenius arquata*). Casi todas ponen 4 huevos en un nido bien camuflado y son invernantes en la provincia granadina. Muchas de ellas son muy raras en su territorio, sobre todo las especies de más de 40 centímetros de longitud como los zarapitos (de pico largo y curvado hacia abajo) y las agujas (de pico muy largo y recto). Las especies más comunes en Granada son las que se detallan a continuación.

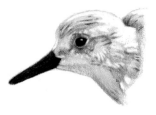

Correlimos Tridáctilo
Calidris alba

Longitud: 20 cm. Ave rechoncha, de cuello y pico corto y tonos parduzcos en verano y grises en invierno, caracterizada por no poseer el cuarto dedo trasero (o estar muy reducido), de ahí el adjetivo de tridáctilo. Se trata de una especie invernante en las zonas costeras, en las que los bandos de numerosos individuos siguen el vaivén de las olas en busca de distintos invertebrados de los que se alimentan. No obstante, algunos individuos pasan el verano en determinadas costas ibéricas. En algunas playas granadinas no muy antropizadas, puede verse a esta especie en los meses más fríos.

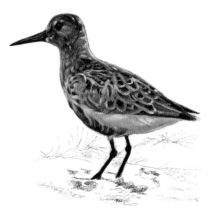

Correlimos Común
Calidris alpina

Longitud: 18 cm. Se trata del correlimos más frecuente (unas 28.000 aves invernantes en España), si bien, como la mayoría de los limícolas, no se prodiga mucho en la provincia de Granada. Su aspecto general es similar al del Correlimos Tridáctilo, aunque con el pico algo más largo y ligeramente curvado hacia abajo. Como la mayoría de los miembros de la familia se alimenta fundamentalmente de insectos y pequeños invertebrados marinos. Normalmente aparece como invernante en el litoral granadino, aunque a veces ocupa zonas del interior donde se puede observar igualmente en las épocas de migración.

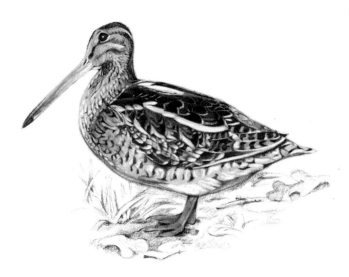

Agachadiza Común
Gallinago gallinago

Longitud: 27 cm. Se trata de una de esas especies difíciles de ver, que permanece agachada si se ve amenazada, y sólo emprende el vuelo cuando nos acercamos a pocos metros. Presenta pico largo, cuello corto y un plumaje de tonos ocres que la camufla perfectamente entre los prados húmedos en los que suele encontrarse. Su vuelo de huida es característico, a baja altura y en un movimiento de zigzag que hace difícil su captura para cualquier depredador. Como la mayoría de las especies de pico largo, se dedica a la captura de distintos tipos de animalillos, gusanos, insectos e invertebrados en general, a los cuales saca hábilmente del limo al borde de las zonas encharcadas que frecuenta. Es una especie mal conocida que en Granada, y en la mayor parte de España, sólo aparece como invernante, en cualquier hábitat adecuado ligado a los medios acuáticos de la provincia. Para verla, normalmente habrán de recorrerse las zonas propicias hasta que levantemos a la agachadiza, o bien esperar pacientemente en un escondite escudriñando las orillas de ríos o pantanos.

Chocha Perdiz
Scolopax rusticula

Longitud: 34 cm. Su aspecto general es similar a las agachadizas, rechoncho, con pico largo y tonos ocráceos. No obstante su hábitat es muy distinto, pues mientras aquéllas viven cerca del agua, la Chocha Perdiz (o Becada) aparece en los medios forestales de sotobosque espeso, donde es muy complicado encontrar algún ejemplar. Amparadas en su críptico plumaje, las beca-

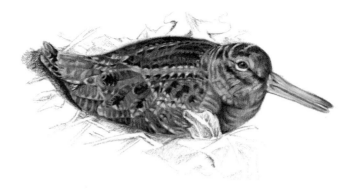

das permanecen echadas ante cualquier amenaza; para ello cuentan además con unos ojos situados en posición retrasada y elevada que les confieren un ángulo de visión de 360°. Nidifica únicamente en la mitad septentrional de España, pero puede aparecer en el resto del país como invernante. En la provincia granadina esta especie se puede observar en las zonas de media montaña con bosque y sotobosque más o menos estructurado.

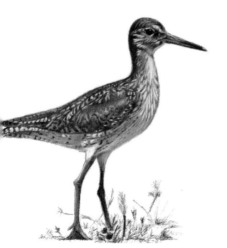

Archibebe Común
Tringa totanus

Longitud: 28 cm. Zancuda de mediano tamaño, con el pico y las patas de un color rojo característico y un plumaje pardo en el dorso y claro en el vientre. En vuelo es característica la franja terminal blanca y ancha de las alas, así como su aterrizaje, tras el cual hace un movimiento característico con las alas hacia arriba. Su hábitat es algo más variable que el de otras especies de la familia, y aunque siempre está ligado al agua puede encontrarse en ríos, marismas y praderas húmedas, medios en los que encuentra a los invertebrados de los que se alimenta. Se trata de una especie con una voz característica, un «tiuk-tiuk» repetido y muy sonoro que se hace notar. No se prodiga mucho por la provincia granadina, donde la única oportunidad para verlo es algún individuo invernante despistado, o en los pasos migratorios, durante los cuales hacen pequeñas paradas en las zonas encharcadas.

Andarríos Grande
Tringa ochropus

Longitud: 23 cm. El plumaje de esta ave es bastante característico, pues a cierta distancia su dorso parece negro; destacan en vuelo el obispillo blanco y tres franjas oscuras en la cola. Su hábitat son las zonas pantanosas y los ríos con vegetación, así como las marismas, donde encuentra invertebrados para alimentarse. Es el único miembro de la familia que nidifica con regularidad en los árboles, aunque en el centro y sur de Europa sólo aparece como invernante. El sonido que normalmente emite consiste en un «tit-llu-it» que repite unas cuatro o cinco veces. En la provincia de Granada se puede observar en los pasos migratorios, pero como invernante es especialmente frecuente en la cola del embalse del Negratín, donde regularmente se observa a esta especie.

Andarríos Chico
Actitis hypoleucus

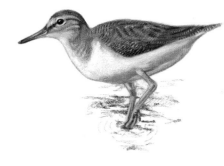

Longitud: 20 cm. Ave de tonos pardos oliváceos en el dorso y blancos en el vientre, pico y patas cortas, una franja blanca en la mitad de cada ala que la recorre casi en su totalidad, y un característico vuelo bajo, con sucesión de golpes de ala y cortos planeos. Destaca también un movimiento vertical de cola que realiza al desplazarse por el suelo en busca de invertebrados. El hábitat es variado y se le puede encontrar en marismas, pantanos, ríos y zonas costeras de casi toda España donde la población parece ser sedentaria. En la provincia granadina, se le ha citado en época reproductora junto a lagunas de alta montaña a 2.850 metros de altitud, y se le puede observar en ríos como el Genil, Cubillas, etc., así como en diversos pantanos, recorriendo los pedregales de las orillas en busca de invertebrados de los que alimentarse.

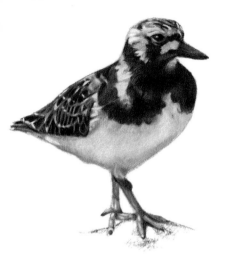

Vuelvepiedras Común
Arenaria interpres

Longitud: 23 cm. De pico corto y negro, patas anaranjadas, vientre blanco y plumaje con tonos castaños durante el verano y parduscos durante el invierno. En vuelo destacan dos bandas blancas en cada ala, así como el obispillo y primera mitad de la cola del mismo color. Su hábitat se restringe a zonas costeras en las que aparece como invernante, removiendo a modo de arado la vegetación y levantando las piedras de las orillas (de ahí el nombre de la especie) en busca de los invertebrados marinos que le sirven de alimento. En la provincia de Granada no es demasiado frecuente, aunque en las pocas playas que quedan con la tranquilidad necesaria, se puede observar todavía a la especie durante el invierno.

Familia *Laridae*

Familia inconfundible integrada por unas setenta especies de gaviotas tan populares en las zonas costeras e incluso en grandes lagos o ríos del interior, lo que sin duda se ha visto favorecido en los últimos años por la existencia de basureros que suministran el alimento necesario a gran número de individuos. Durante el invierno se pueden encontrar especies raras fuera de su área normal de distribución, por lo que en el litoral granadino pueden observarse como divagantes a casi todas las especies ibéricas. Los individuos jóvenes de gaviotas son invariablemente de tonos pardos en todas las especies, y su identificación es muy laboriosa.

Gaviota Cabecinegra
Larus melanocephalus

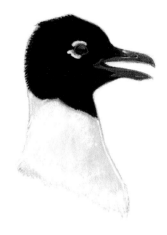

Longitud: 39 cm. Aunque no es fácil de observar, con suerte se puede ver a esta especie caracterizada por su plumaje blanco en el dorso y en el vientre, sobre el que destaca la cabeza negra, además del pico y patas rojas. No obstante en la época en la que con más probabilidad se verá en el litoral granadino, durante el invierno, el capirote negro desaparece y queda únicamente una tenue lista negra que une los ojos por encima de la cabeza. Al contrario de lo que ocurre con otras especies, ésta parece estar ligada casi con exclusividad a las zonas litorales. Se alimenta de artrópodos terrestres y marinos, así como de moluscos y peces. En España sólo hay una cría confirmada en el delta del Ebro, aunque la población invernal se estima en unas 50.000 aves localizadas fundamentalmente en Cataluña y Valencia. En la provincia granadina se han observado individuos en la desembocadura del río Guadalfeo en paso prenupcial.

Gaviota Reidora
Larus ridibundus

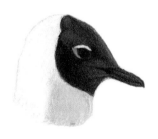

Longitud: 36 cm. Similar a la cabecinegra pero con el capirote más corto, sin llegar hasta la nuca, y la punta de las alas bordeadas de negro. Durante el invierno pierde igualmente este diseño, quedando únicamente unas pequeñas manchas negras detrás de cada ojo. Además de en el litoral, esta especie aparece frecuentemente en zonas interiores de la Península Ibérica, como La Mancha, donde llegan a criar 246 parejas, o Madrid capital y alrededores, donde se contabilizaron unas 70.000 aves durante el invierno de 1993. La población total invernante de la Península Ibérica se cifra en unos 400.000 individuos, favorecida sin duda por la proliferación de grandes basureros que concentran a una importante cantidad de estas aves. En la provincia granadina pueden observarse durante todo el invierno individuos divagantes en el litoral, al igual que en zonas interiores como el embalse del Negratín.

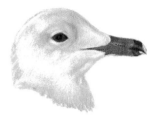

Gaviota de Audouin
Larus audouinii

Longitud: 50 cm. Gaviota de alas grisáceas rematadas de negro en los extremos, patas verdosas y un característico pico rojo con una banda negra en su mitad y el extremo amarillo. Se alimenta en alta mar sobre todo durante la noche, principalmente de peces pequeños como la sardina y el boquerón, que constituyen hasta el 77% de su dieta. Se ha comprobado igualmente la captura de pequeños paseriformes en migración. Como reproductora se distribuye casi con exclusividad por las costas e islas mediterráneas, donde en 1993 se cifró una población mundial de algo más de 14.000 parejas que se encuentran en expansión. La invernada la realizan a lo largo de todo el litoral mediterráneo, concentrándose especialmente en las costas atlánticas africanas. En la provincia de Granada invernan algunos individuos en los acantilados de Maro-Cerro Gordo, y se han llegado a ver en el puerto de Motril durante el paso prenupcial.

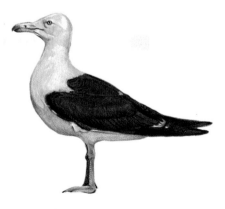

Gaviota Sombría
Larus fuscus

Longitud: 55 cm. Se trata de la especie de dorso más oscuro (casi negro) de las que se pueden ver en el litoral granadino. Su alimentación es muy variada, pues consume tanto peces como distintos tipos de desperdicios. En los meses de septiembre y sobre todo noviembre, llegan a España gran cantidad de individuos procedentes de la Europa atlántica; se estima en unas 150.000 las aves invernantes en 1984; el paso prenupcial se efectúa entre febrero y abril con máximos a finales del mes de marzo. La mayoría de estas aves son divagantes por todo el litoral durante la invernada, por lo que su observación puede producirse en cualquier lugar del litoral granadino.

Gaviota Patiamarilla
Larus cachinnans

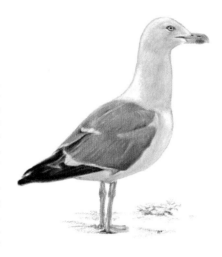

Longitud: 60 cm. Aspecto general blanco en el vientre y gris claro en las partes superiores con las puntas de las alas negras; pico amarillo con punta roja y patas amarillas. Su alimentación la podemos calificar como omnívora y totalmente oportunista: invertebrados, peces (vivos y muertos), basura y todo tipo de materia orgánica. Su población está creciendo desde los años ochenta en todo el país como resultado del aumento de vertederos y los descartes pesqueros.

Al contrario que las anteriores, y favorecida por su oportunismo, se trata de una especie sedentaria, observándose en el litoral granadino durante todo el año. En la actualidad hay colonias de cría en los acantilados marinos de Cerro Gordo, Castell de Ferro y Calahonda, así como algunas parejas dispersas entre estas colonias. En total la población granadina se cifra en unos doscientos individuos, aunque éste es un cálculo muy aproximativo y se modifica a lo largo del año con la llegada y partida de jóvenes y con las diferentes épocas.

Familia *Sternidae*

Son las llamadas golondrinas de mar, grupo de aves coloniales similares a las gaviotas aunque algo menores, de plumaje blanco con capitore negro que se aclara en la

88

frente durante el invierno. En general son aves costeras, aunque durante los pasos migratorios se pueden ver individuos en aguas interiores. Ninguna de las especies de esta familia cría en la provincia de Granada; son, pues, sólo visibles durante el invierno o la migración. Su alimentación se basa en pequeños pececillos e invertebrados que, en el caso de los charranes, capturan tras una espectacular zambullida que va precedida de un picado que la primera vez nos parecerá casi suicida.

Longitud: 40 cm. A primera vista puede parecer una gaviota de tamaño mediano, con su carac-

Pagaza Piconegra
Sterna nilotica

terístico plumaje blanco y su cola escotada, en el que únicamente destaca el borde las alas algo oscuro y un capirote negro sobre la cabeza. El pico es negro y largo, muy útil para la pesca. Se le puede encontrar tanto en la costa como sobre todo en aguas interiores, y son muy fáciles de observar en las lagunas de Fuentedepiedra y Campillos (Málaga). Su alimentación es muy variable, pues consumen todo tipo de invertebrados, lagartijas e incluso pequeñas aves (sobre todo pollos) en función de la disponibilidad de presas en las zonas ocupadas por cada colonia. No es infrecuente verlas en los campos de cultivo próximos a las charcas alimentándose en el suelo de los insectos que encuentran al descubierto. En la provincia granadina se puede ver ocasionalmente durante las migraciones.

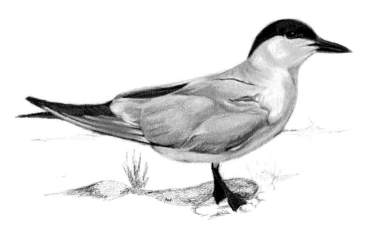

Pagaza Piquirroja
Sterna caspia

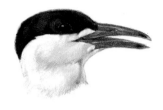

Longitud: 53 cm. Se diferencia de la especie anterior por su mayor tamaño, la cola menos escotada, un leve penacho de plumas apenas destacables en la nuca y, como el nombre indica, el pico rojo. Sólo es visible en aguas interiores y costeras durante los pasos migratorios, en algunas localidades durante varios días. Su dieta es menos variada que la de la Pagaza Piconegra: consume fundamentalmente peces y más ocasionalmente algún invertebrado. En la provincia granadina se puede observar en pasos prenupciales fundamentalmente en el litoral, aunque en ocasiones visita pantanos como Cubillas o incluso Canales.

Charrán Patinegro
Sterna sandvicensis

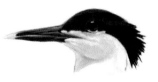

Longitud: 40 cm. Especie similar a la Pagaza Piconegra, de la que se distingue por tener una pequeña cresta de plumas sobre la cabeza y el capirote negro más corto, que no llega a cubrirle la nuca. Habita las aguas litorales, en las que se pueden ver ejemplares durante la migración en prácticamente cualquier punto costero de la geografía peninsular. Se alimenta básicamente de peces, a los que captura en aguas costeras de entre cinco y diez metros de profundidad. Se ve en el verano y también durante el invierno en nuestras playas y puertos.

Charrán Común
Sterna hirundo

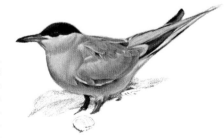

Longitud: 35 cm. Durante el verano presenta un capirote negro bien definido, las patas de color rojo, y el pico también rojo con el extremo negro. En invierno el capirote se hace más irregular hasta perderse de la frente del ave, y el pico se torna totalmente negro. En su silueta destaca la cola muy escotada, más que el resto de especies de esta familia presentes en nuestras costas. Su alimentación se basa en peces, aunque es una especie bastante oportunista y algunas colonias se alimentan de crustáceos en función de la disponibilidad de alimento. En las costas granadinas puede verse en paso estival.

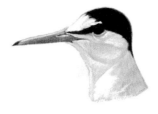

Charrancito Común
Sterna albifrons

Longitud: 23 cm. Se trata del miembro más pequeño de esta familia existente en la provincia. En su silueta destacan las alas gráciles y estrechas, el pico amarillo (negro hacia el extremo) y una cabeza con medio capirote y antifaz negro. Aunque es una especie costera, se le puede observar en algunas aguas salobres interiores, donde se alimenta de pequeños peces e invertebrados, especialmente insectos y crustáceos. Sus zambullidas suelen ser muy espectaculares y llega a realizar inmersiones de todo el cuerpo en busca de sus presas. Aunque muy escaso, en Granada puede observarse en el litoral y ocasionalmente en algunos puntos del interior.

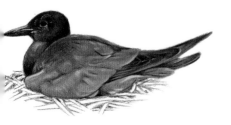

Fumarel Común
Chlidonias niger

Longitud: 24 cm. Similar a una pequeña gaviota, pero con la cola algo ahorquillada. Su plumaje es variable, durante el verano es grisáceo con la cabeza, cuello y vientre negruzcos, pero este color se pierde durante los meses más fríos y queda únicamente una banda negra que une los ojos por encima de la cabeza. Se le localiza normalmente en aguas dulces interiores, pero también en las costas e incluso en alta mar durante la emigración, ya que se trata de una especie estival en España. En su dieta aparecen pequeños pececillos y gran cantidad de insectos. Especie escasa en la provincia granadina, se han observado pequeños bandos en la cola del embalse del Negratín durante el paso migratorio.

Fumarel Cariblanco
Chlidonias hybridus

Longitud: 24 cm. Similar a la especie anterior, de la que se diferencia por su pico rojo en verano, los tonos más claros en el cuello y el vientre, las mejillas blancas y un capirote negro que destaca sobre el resto del plumaje. En invierno este capirote desaparece y sólo son visibles unas ligeras manchas negras sobre la cabeza. Frecuenta las aguas interiores (lagunas, embalses, etc.) y es más abundante que el Fumarel Común en España, donde se estima una población de reproductores de unas 5.000-8.000 parejas ubicadas sobre todo en las marismas del Guadalquivir, delta del Ebro y embalse del Hondo (Alicante), aunque existen numerosas colonias dispersas en otros puntos peninsulares. Se puede observar en charcas, embalses y litoral en el paso postnupcial, aunque se trata de una especie rara en la provincia.

Familia *Alcidae*

Grupo difícil de contemplar en la provincia de Granada. Son aves pequeñas, negras en el dorso y blancas en las partes inferiores, de vuelo rápido y zumbante debido a sus alas cortas que usan para la propulsión bajo el agua; viven en alta mar, donde se alimentan de peces y crustáceos. En las costas peninsulares aparecen como invernantes, ya que estas especies crían en los acantilados marinos e islas de los países del Norte de Europa. Actualmente constituida por una veintena de especies, a esta familia pertenecía una de las especies extinguidas en el siglo XIX por la acción del hombre, la Gran Alca o Pingüino del Ártico, que vivía en las islas del Atlántico norte pero que en sus desplazamientos llegaba hasta el Mediterráneo. Esta familia se distribuye exclusivamente por el hemisferio norte.

Alca Común
Alca torda

Longitud: 41 cm. Es la más grande de las dos especies que se pueden ver en el litoral granadino; presenta un plumaje claramente contrastado entre negro y blanco, en el que únicamente destaca en el dorso una fina banda terminal blanca de las plumas secundarias. En las costas mediterráneas su hábitat es maríti-

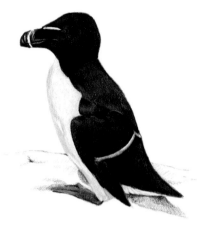

mo; es más difícil verlo en los acantilados costeros. Su alimentación invernal parece que se basa en sardinas y boquerones, aunque hay pocos datos al respecto. Las aves ibéricas proceden fundamentalmente de las islas británicas. El mayor número de ellas llega en el mes de noviembre, cuando se han contabilizado hasta 1000 aves por hora en las costas asturianas, pero no alcanzan el estrecho de Gibraltar en su paso hacia el Mediterráneo hasta octubre. Esta especie es un invernante regular en toda la costa granadina, aunque se pueden observar individuos aislados durante todo el año. En días muy ventosos se aproximan más a la costa y pueden observarse en las aguas resguardadas de los puertos.

Frailecillo Atlántico
Fratercula arctica

Longitud: 30 cm. Inconfundible por el extravagante diseño de su pico, triangular, con listas rojas y amarillas alternativas (muy marcadas en época reproductora) y un curioso rostro en el que destacan los laterales blancos de la cabeza. Suele criar en una madriguera del suelo o en hendiduras de las rocas de los acantilados o laderas marinas; su hábitat invernal es típicamente marítimo. Es más frecuente en las costas atlánticas que en las mediterráneas, aunque se ha estimado una población invernante máxima de unos 35.000 individuos para estas últimas. Al igual que el Alca, se alimenta de pequeños peces que pesca en alta mar y transporta hasta tierra firme apresados entre su pico a modo de bigotes. Se puede observar en las aguas granadinas, bien con paciencia y potentes telescopios, o desde alguna embarcación.

Orden Columbiformes

Familia *Columbidae*

Esta popular familia está integrada por palomas y tórtolas, casi trescientas especies conocidas, distribuidas por todo el mundo y especialmente en la región de Australasia. Se trata de un grupo de aves que consumen granos y frutos y que segregan una sustancia especial en determinadas células del buche con la que alimentan a sus polluelos, la leche de paloma. Son especies de gran interés para algunos cotos de caza menor; sin embargo, no existen muchos datos sobre la evolución de sus poblaciones en los últimos años.

Paloma Bravía
Columba livia

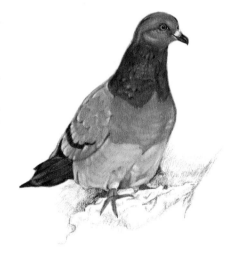

Longitud: 33 cm. Su plumaje grisáceo con el obispillo blanco y dos franjas negras que recorren las plumas secundarias de cada ala la hacen inconfundible. A diferencia del resto, el hábitat de esta especie es típicamente rupícola: reposa, duerme y cría en las paredes de los acantilados interiores y marinos, en los que con algunas ramitas construye el nido en oquedades y repisas. Se alimenta fundamentalmente de semillas y hojas, si bien las palomas domésticas (razas obtenidas a partir de la Paloma Bravía) se nutren de todo tipo de alimentos en las calles y plazas de las ciudades. La obtención de este tipo de razas por el hombre mediante selección artificial inspiró en gran medida a Darwin la argumentación de los posibles mecanismos que permitían la existencia de la selección natural. En la actualidad, la gran expansión de las razas domésticas y su continua hibridación con la especie salvaje de la que proceden, puede poner en peligro el futuro genético de ésta última. La forma salvaje de la Paloma Bravía puede contemplarse en muchos roquedos, tanto del litoral como de los valles fluviales de la provincia de Granada.

Longitud: 33 cm. Se diferencia de
la bravía por la ausencia de obispillo blanco y el menor tamaño

Paloma Zurita
Columba oenas

de las franjas negras de las alas, así como por ser más escasa. Habita
paisajes abiertos, sobre todo en terrenos agrícolas que se encuentran
próximos a formaciones de árboles, y nidifican en árboles y, en
menor medida, en construcciones y roquedos. La población española es básicamente sedentaria, aunque se ve incrementada con la apor-
tación de individuos procedentes de Europa central y occidental que
o bien van de paso, o bien invernan. En la provincia granadina no es
una especie demasiado frecuente, aunque se la puede observar con
cierta facilidad en los encinares adehesados de los llanos de Hernán
Valle (Guadix), donde cría en las encinas más viejas.

Paloma Torcaz
Columba palumbus

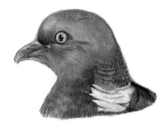

Longitud: 41 cm. La más grande
y abundante de nuestras palomas, con el plumaje grisáceo, la
mitad exterior de las alas de
color negro y una característica
mancha blanca a cada lado del
cuello, que junto con las manchas blancas en forma de media
luna del dorso de las alas la hacen inconfundible. El hábitat que ocupa
es variado, pero más forestal que el del resto de palomas; se encuentran
gran número de torcaces en las manchas densas de pinar y encinar,
donde crían en los árboles jóvenes. Los dos o tres primeros días de los
pollos, éstos se alimentan de las secreciones del buche de los adultos,
pero a partir de entonces consumen bellotas, cereales y hojas. En otoño
e invierno, suele formar grandes bandos que se desplazan muchos kilómetros en busca de alimento. Se calcula que en España invernan entre
seis y siete millones de torcaces, ya que la población sedentaria de la
península se ve incrementada con la llegada de individuos procedentes
del resto de Europa. No es difícil ver a las torcaces en cualquier encinar,
pinar o chopera de la provincia de Granada, donde rápidamente nos
sobresaltará el ruidoso batir de alas del despegue de algún individuo
desde el interior de un árbol.

Tórtola Europea
Streptopelia turtur

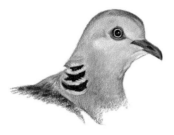

Longitud: 27 cm. Las tórtolas son más esbeltas y reducidas que las palomas; destaca su cabeza, más pequeña con respecto al cuerpo. El cuerpo de la Tórtola Europea es de color blanco cremoso algo violáceo en el pecho, el dorso de las alas pardo moteado de oscuro y la cola negra, salvo las plumas externas y una ligera banda terminal que son blancas. Se la encuentra en setos, linderos de bosques y matorral con árboles dispersos, donde se alimenta de hojas y semillas; es una especie escasa en el piso termomediterráneo (por debajo de los 700-1.000 metros de altitud). Pone 2 huevos. Se trata de una especie estival que cría en árboles y que inicia su viaje hacia África durante el mes de septiembre; existe una única cita invernal de la especie en la Península Ibérica. Ave cinegética en España, es fácil de contemplar en la práctica totalidad de comarcas de la provincia granadina con hábitat adecuados para la especie.

Tórtola Turca
Streptopelia decaocto

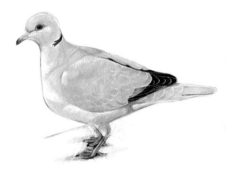

Longitud: 32 cm. De color cremoso más uniforme que la Tórtola Europea, tiene únicamente la punta de las alas y la base de la cola de color negro y la parte inferior de las alas clara, a diferencia de la especie anterior, que la tiene oscura. Se trata de una especie localizada en zonas urbanas y suburbanas, donde se aprovecha de la alta disponibilidad de alimento que ofrece la presencia humana y usa árboles o edificios para nidificar. Su alimentación es pues muy variada, a base de semillas y hojas fundamentalmente. Es una especie sedentaria que tiene una curiosa historia de expansión poblacional, pues hasta 1932 sólo aparecía en los Balcanes dentro del continente europeo; en 1952 cría por primera vez en Francia y en 1956 en Gran Bretaña; en 1960 se observa en España (Asturias) y se confirma su cría en 1974; actualmente se halla distribuida por casi todo el territorio peninsular e insular. No se ha encontrado una causa precisa de esta expansión, aunque se cita el cambio en el sustrato de nidificación de la especie, mutaciones genéticas, el cambio del clima en Europa y el cambio de usos de suelo como posibles factores influyentes. En la provincia de Granada la historia de colonización de la especie ha sido paralela a la del resto de Europa; se inició por las zonas costeras y penetró hacia el interior en pocos años; actualmente es fácil observar a una especie que hace apenas diez años no existía en la provincia.

Familia *Pteroclidae*

Integrada por una quincena de especies, son aves medianas y robustas que habitan espacios abiertos del Viejo Mundo, generalmente en desiertos, donde viven en el suelo camufladas por su coloración pálida. Se suelen agrupar en bandos para sus desplazamientos, que a veces les llevan a muchos kilómetros de distancia de sus nidadas. Los machos presentan unas plumas especiales en el vientre que absorben gran cantidad de agua para transportarla hasta sus polluelos.

Ganga Ortega
Pterocles orientalis

Longitud: 37 cm. Su aspecto es similar al de una paloma, pero con unas alas más largas y afiladas y un característico diseño negro que le cubre todo el vientre y las plumas largas de las alas (primarias y secundarias). Su voz es igualmente característica, un «churr» que resuena en los parajes abiertos que ocupa, y que es fácilmente audible mientras vuela. La población ibérica es fundamentalmente sedentaria; las hembras crían en una pequeña depresión del suelo, donde ponen dos o tres huevos de color crema moteados, bastante difíciles de ver. Su alimentación, como la del resto de miembros de la familia, se basa principalmente en el consumo de pequeñas semillas. No existen datos sobre la población peninsular de ortegas, y sólo se han contabilizado densidades parciales en áreas concretas. En la provincia de Granada, es una especie que se localiza únicamente en los llanos cerealistas y en los espartales de la depresión Guadix-Baza y en la comarca del Temple, zonas que no sobrepasan los 550 mm de precipitación anual. Se trata de una especie que levanta el vuelo a larga distancia cuando nos acercamos, por lo que habrá que estar muy atentos para su localización.

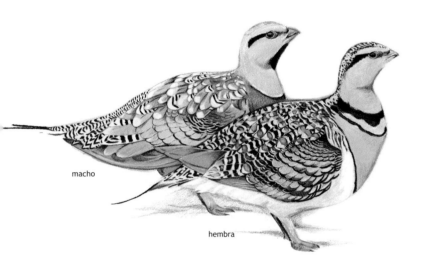

macho

hembra

Ganga Ibérica
Pterocles alchata

Longitud: 37 cm. Es similar a la especie anterior en cuanto a su morfología, de la que se diferencia por el vientre blanco y la presencia de plumas muy largas que le sobresalen en posición central sobre la cola. Especie sedentaria, ocupa un hábitat que como la Ganga Ortega está igualmente constituido por zonas áridas o semiáridas abiertas sin arbolado, preferentemente del sur peninsular. En zonas como La Serena (Badajoz) se han estimado unas 40.000 aves durante el invierno; son frecuentes los bandos de estas aves volando a baja altura que emiten un característico zumbido a su paso. Esta especie desapareció como reproductora en la provincia granadina durante el siglo XIX, en el que ocupaba las mismas zonas que ahora ocupa la Ganga Ortega, por lo que la posibilidad de su avistamiento se limitará a bandos o individuos trashumantes.

Orden Psitaciformes

Familia *Psittacidae*

Se trata de un grupo de aves típicamente tropicales, constituido por los conocidos loros, periquitos o cotorras. Es una de las familias más diversificadas de aves, pues está compuesta por alrededor de trescientas especies; al mismo tiempo, es una de las más llamativas, tanto por su colorido como por su comportamiento: su docilidad y su inteligencia las han convertido en las aves de compañía por excelencia, lo que ha provocado, como consecuencia de abusos en el comercio, la desaparición de especies y de poblaciones. En los últimos años, diferentes especies escapadas de comercios, jardines zoológicos o domicilios particulares han prosperado en medios y regiones totalmente desconocidos para este grupo y se han convertido en especies invasoras de numerosas ciudades de climas cálidos del hemisferio norte, colonizándolas y reproduciéndose con éxito; tal es el caso de la especie que se menciona a continuación.

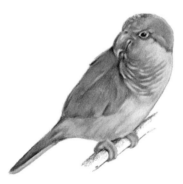

Cotorra Argentina
Myopsitta monachus

Longitud: 30 cm. Se trata de una cotorra de tamaño mediano, de tonos verdes en su plumaje, con las plumas rémiges en tonos azules y una mancha gris clara en frente, garganta y pecho. Es una especie originariamente americana que se ha naturalizado en algunos países de Europa a través de ejemplares escapados de las jaulas. Como la mayoría de las aves de esta familia, su alimentación se basa en frutos y semillas que parte con facilidad con su grueso pico. En la actualidad llega a criar en parques y jardines de grandes ciudades, donde es frecuente escuchar el estruendo que producen en sus vuelos entre las copas de los árboles. En la provincia granadina ha criado en la vega (muy cerca de la ciudad) y en la costa, ocupando con frecuencia las grandes palmeras para ubicar el nido.

Orden Cuculiformes

Familia *Cuculidae*

Son aves insectívoras de mediano tamaño que destacan por una faceta de su biología, el parasitismo de cría. Los adultos no incuban huevos ni crían a sus pollos, sino que dejan esta tarea a los huéspedes a los que parasitan, lo que ha hecho que desarrollen unos complejos mecanismos de imitación del color y el diseño de sus huevos, así como de expulsión de los huevos del hospedador por parte del pollo parásito, que es el primero en eclosionar. Se conocen ciento veinticinco especies distribuidas por las regiones tropicales y templadas de todo el mundo.

Críalo Europeo

Clamator glandarius

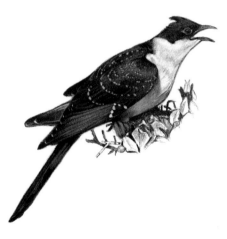

Longitud: 39 cm. Ave de dorso oscuro y partes inferiores claras, un penacho de plumas en la nuca, alas estrechas y una larga cola que casi supera en longitud al cuerpo. Se le suele encontrar en zonas abiertas cercanas a bosques o agrupaciones de árboles, aunque a veces se observa en áreas muy desforestadas. Su alimentación se basa en los insectos, especialmente orugas de lepidópteros (mariposas y polillas). Se trata de una especie que en toda Europa sólo cría en los países más sureños y emigra a África, aunque algunas poblaciones del sur de España son sedentarias. Esta especie parasita a córvidos, especialmente a la Urraca, poniendo normalmente uno o dos huevos por nido parasitado. En la provincia granadina es ahora más abundante que hace años y se pueden localizar críalos en muchas de las comarcas.

Cuco Común
Cuculus canorus

Longitud: 33 cm. Su morfología es similar a la del Críalo, aunque por sus colores (pecho claro barreado horizontalmente y dorso oscuro) se asemeja bastante a un Gavilán de alas puntiagudas. Las partes superiores son de color gris uniforme, aunque una forma poco frecuente de las hembras las tiene pardas y moteadas de negro. El hábitat ocupado por el Cuco es muy variado; puede aparecer en cualquier zona que presente algo de vegetación arbórea. Su espectro alimentario coincide con el del Críalo; consume gran cantidad de invertebrados y es de las pocas aves que depreda sobre la perjudicial oruga de la procesionaria del pino. El sonido emitido por el Cuco es de sobra conocido por todos y le da nombre a la especie, pero mucho menos conocida es su faceta como parásito de cría. Las especies parasitadas son paseriformes a los que duplica en tamaño, poniendo hasta una veintena de huevos por temporada cuyo diseño adapta al del huésped. Se trata de una especie estival que llega entre finales de marzo y principios de abril a España, y se marcha entre julio y septiembre. En Granada se puede observar con más facilidad por encima de los 700-1.000 metros de altitud, en casi todas las comarcas.

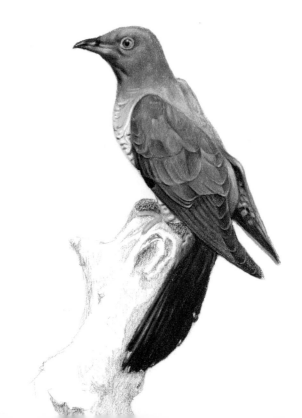

Orden Strigiformes

Familia *Strigidae*

Incluye a las popularmente conocidas como rapaces nocturnas (búhos y mochuelos), si bien tienen poca relación de parentesco con las rapaces diurnas, con las que les une un fenómeno de convergencia adaptativa. Mediante este proceso y ante un mismo reto (capturar presas vivas de cierto tamaño), han llegado a las mismas soluciones (desarrollar unas garras potentes junto con un pico fuerte y ganchudo). Las plumas de estas aves son de aspecto aterciopelado y con el borde de ataque de las plumas externas desflecado para evitar hacer ruido durante el vuelo cuando se abalanzan sobre sus presas. Esta familia es más diversa que la anterior y se conocen de ella unas 120 especies distribuidas por todo el mundo.

Autillo Europeo
Otus scops

Longitud: 19 cm. Se trata de la más pequeña de nuestras rapaces nocturnas, de plumaje pardo grisáceo muy críptico, y con unos penachos de plumas a modo de orejas generalmente visibles. Ocupa paisajes arbolados e incluso urbanos, evitando las áreas deforestadas. No existe mucha información acerca de esta ave; se desconocen sus tamaños poblacionales en España. Se alimenta principalmente de insectos que captura en las noches de primavera y verano, pues se trata de una rapaz migratoria que sólo permanece en algunas localidades favorables de la parte más meridional de

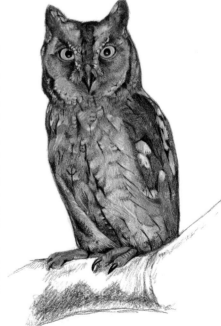

Europa durante el invierno. En los bosquecillos ocupados por el autillo es fácil escuchar en primavera su llamada característica, un «piu» a modo de silbido que suele repetir cada tres o cuatro segundos. En la provincia granadina se reparte por todas las comarcas, a excepción de las zonas más áridas de la depresión de Guadix-Baza y de la vega del Genil, y es incluso detectable en los viejos jardines y cármenes de la ciudad de Granada.

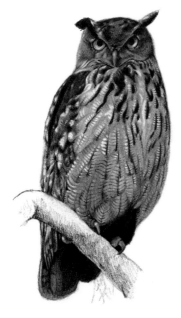

Búho Real
Bubo bubo

Longitud: 65-70 cm. La especie más grande de las de esta familia en España. Su plumaje sigue el patrón general del grupo, discreto y sedoso, con ojos grandes y de iris amarillo y prominentes penachos sobre la cabeza, que podrían servir para romper su silueta en los posaderos desde los que acecha a sus presas. Se sabe más acerca de la selección de hábitat y alimentación de esta especie que de ninguna otra de la familia. Ocupa zonas rocosas (en las que cría sobre alguna oquedad), rodeadas de cierta vegetación que puede estar alternada con claros. Su alimentación es variable según las zonas, pero en muchas de ellas se basa en la existencia de conejos, que incluso determina la presencia o no de parejas en un territorio. Las ratas son igualmente una parte importante de su dieta cuando en los territorios se incluye algún basurero frecuentado por estos roedores. Puede no obstante consumir igualmente insectos, micro mamíferos, peces, reptiles y aves. La electrocución parece ser una de las principales causas de mortalidad de esta especie, que usa las torretas de electricidad como oteaderos. Las noches de primavera se llenan de magia cuando el Búho Real ulula, retumbando su penetrante y profundo «uu-huu» por los barrancos de las sierras. Es una especie fácil de observar en todos los hábitat adecuados de la provincia de Granada (con roquedos y algo de vegetación) y se puede decir que ocupa la totalidad de las sierras granadinas.

Mochuelo Europeo
Athene noctua

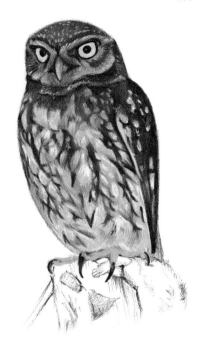

Longitud: 22 cm. En la mitología griega, Atenea era la diosa de la sabiduría y no es casualidad que el mochuelo lleve su nombre, pues probablemente se trate de una de las aves más inteligentes. Dentro del plumaje típico de esta familia, destaca su expresión ribeteada de un borde claro, su iris amarillo, la ausencia de penachos sobre la cabeza y su aspecto general rechoncho. Es la especie de mayor actividad diurna; se observa con frecuencia en pleno día sobre postes y cortijos, y casi en cualquier tipo de paisaje, si bien en las zonas más forestales parece ser sustituido por el Autillo. Nidifica normalmente en oquedades de árboles o edificios, y llega a criar incluso en madrigueras de conejos. Su alimentación es fundamentalmente insectívora, y su dieta se compone de coleópteros en casi un 40%. Su repertorio vocal es muy variado; quizás la llamada más frecuente es un lastimero «kiuu» que repite varias veces. No hay comarca en Granada en la que no sea frecuente el mochuelo; es por tanto una especie muy popular y conocida por las gentes del campo.

Cárabo Común
Strix aluco

Longitud: 38 cm. Robusta y compacta, esta rapaz nocturna se caracteriza morfológicamente por sus colores grisáceos, ojos negros y la ausencia de penachos de plumas sobre la cabeza. Sobre su rostro destaca un diseño de plumas claras en forma de X con el pico en el centro, más patente que en otros búhos. Se trata de una especie forestal que generalmente vamos a encontrar en bosques de caducifolios, pero que tampoco desdeña los pinares maduros, e incluso puede encontrarse en los grandes parques de las ciudades. Nidifica en oquedades de árboles o incluso en el viejo nido de otra ave, pero como el resto de miembros de la familia, no aporta materiales al nido. Posee una alimentación tremendamente variada según la disponibilidad de presas de cada zona, pero consume sobre todo pequeños mamíferos e insectos, sin desdeñar ocasionalmente aves y anfibios. Su ulular es algo fantasmagórico, y puede ser transcrito como «tu-uhitu-uhuuu», sonido que repite en los meses de final de primavera y verano. No hay nada más desesperante que intentar localizar a un cárabo por su ulular, pues a medida que nos acercamos, el sonido parece venir de todos los puntos del bosque. En Granada no es demasiado frecuente; se puede localizar en las sierras con masas forestales de mayor precipitación, como la Almijara, Sierra Nevada, Sierra Harana y la Sagra, aunque no obstante es escaso en todas ellas. También crían algunas parejas en la Alhambra y en otros parques de la ciudad.

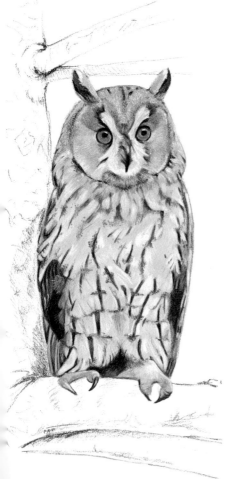

Búho Chico
Asio otus

Longitud: 36 cm. Junto con el Búho Real, es el único que presenta penachos de plumas a modo de orejas claramente visibles. Su plumaje general coincide con el del resto de Búhos (pardo grisáceo muy críptico), pero en vuelo destaca la parte inferior de las alas de un color crema casi blanco, lo que lo diferencia del Búho Real que la presenta parda; el iris es de color amarillo. Se le puede encontrar en bosques o incluso en grupos de árboles aislados, donde nidifica en el nido de otra ave, generalmente un córvido. Su alimentación se basa en pequeños roedores, aves e insectos. En invierno tiende a formar pequeños bandos, e incluso la reproducción se da en forma de colonia laxa, concentrando los nidos en los paisajes más favorables para la especie. Su voz consiste en un «cu-uu-uu» melancólico de poca intensidad, por lo que a menudo pasa desapercibido. En la provincia de Granada pueden verse individuos de esta especie en algunas zonas de la depresión de Guadix-Baza, inmediaciones del embalse del Cubillas y en los pequeños bosquecillos de los extremos de la comarca del Temple.

Búho Campestre
Asio flammeus

Longitud: 38 cm. Su aspecto es muy similar al de la especie anterior pero con los penachos cefálicos de plumas apenas perceptibles. Se caracteriza por ser una especie que caza durante el día en campo abierto, con un vuelo a baja altura que le permite localizar a las posibles presas. Habita pues paisajes abiertos, con páramos, carrizales y matorral. Se alimenta fundamentalmente de pequeños mamíferos como la ratilla campesina y la rata gris, que constituye hasta el 97% de la biomasa ingerida por la especie en el levante español. A veces se observan bandos de hasta 40 individuos, pero normalmente son solitarios. Se trata de una especie invernante en España, con únicamente 4 casos de cría confirmada en zonas húmedas del país. Los individuos procedentes del centro y norte de Europa llegan a nuestras latitudes entre los meses de septiembre y noviembre; posteriormente algunos individuos permanecen como veraneantes, no como reproductores. En Granada se le puede observar en la depresión de Guadix, en la vega de Granada, en la comarca del Temple, en las lagunas de Padul y en los humedales costeros del Guadalfeo.

Familia *Tytonidae*

Constituida por las conocidas lechuzas, características por su disco facial en forma de corazón, está integrada por once especies distribuidas prácticamente por todo el mundo, con excepción de Groenlandia y la Antártida. Todas son nocturnas y cazadoras de pequeños mamíferos.

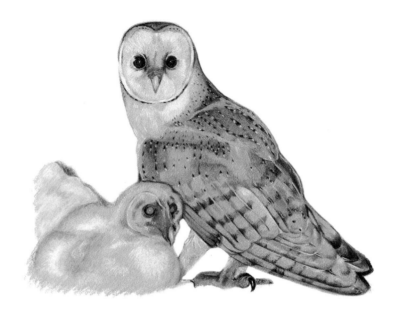

Longitud: 34 cm. Se trata de la **Lechuza Común**
única especie de lechuza seden- *Tyto alba*
taria que existe en la Península
Ibérica. Tiene el vientre blanco, con un gran rostro acorazonado de
ojos negros, y de color arenoso por encima. Con un vuelo característico, se desliza por la noche con sus alas largas, anchas y blancas por
encima de caseríos, pueblos y ciudades. Cría en los edificios antiguos,
graneros y más raramente en árboles, por debajo de los 1.300 metros
de altitud y cerca de paisajes agrícolas abiertos, en los que desarrolla
sus cacerías nocturnas en busca de presas. Su dieta es oportunista
según la estación del año; captura sobre todo ratones, topillos y
musarañas, aunque en algunos estudios se han encontrado anfibios,
reptiles, murciélagos y aves pequeñas. Su resoplido llena las noches
de los pueblos en primavera y verano. En la provincia de Granada se
puede localizar en casi cualquier población con edificios aptos para
la nidificación.

Orden Caprimulgiformes

Familia *Caprimulgidae*

Constituida por sesenta y nueve especies, se distribuye por todo el mundo, con excepción de Nueva Zelanda e islas oceánicas. Todas ellas poseen una coloración mimética con el suelo, en donde pasan las horas del día reposando y en donde anidan. Nocturnas, tienen en vuelo un diseño que recuerda al de algunas pequeñas rapaces diurnas. Poseen una boca inesperadamente grande, camuflada entre plumas y cerdas y con un pequeño pico, parecido al de los aviones o los vencejos. Durante el vuelo van filtrando el aire para capturar insectos. No es raro verlos en verano volando en torno a las luces de alumbrado de grandes edificios.

Chotacabras Europeo
Caprimulgus europaeus

Longitud: 24-29 cm. Ave marrón grisácea, con las alas y la cola muy largas y las patas muy cortas. Su coloración es muy mimética con el suelo de hojas secas de los bosques y la corteza de los árboles, que le sirve para pasar desapercibido durante el día, en que permanece posado. El vuelo es peculiar, con batidos lentos y planeos a intervalos. Debido a sus hábitos nocturnos, no es fácil de ver. Su canto es la mejor forma de detectarlo. Se encuentra en bosques de montaña poco densos a más de 1.300

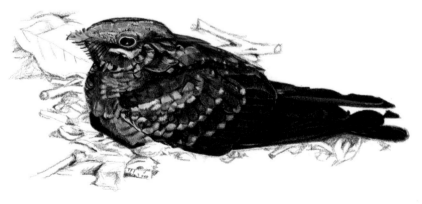

metros de altitud, ocupando fundamentalmente los claros y las zonas de borde. Se alimenta de insectos voladores de mediano o gran tamaño. Comienza su actividad normal al atardecer, cuando se le puede ver volando en busca de insectos forestales que captura en el aire gracias a su enorme boca. En ocasiones se le ve posado en la carretera, y puede sorprendernos al salir volando del suelo si nos aproximamos demasiado al lugar donde se encuentra. El canto lo emite fundamentalmente durante las primeras horas de la noche y es un característico «errrrrrrrurrrrrrrurrr...» que puede oírse a bastante distancia. Es una especie estrictamente estival que pasa el invierno en el centro del continente africano. Presente en toda España aunque con distribución irregular, es mucho más frecuente en la mitad norte que en la mitad sur peninsular. Como en el resto de Andalucía, es muy escaso en la provincia, donde la mayoría de la población se encuentra en los robledales, pinares y encinares de alta montaña de Sierra Nevada. Se ve muy afectado por el uso de insecticidas en las masas forestales de montaña.

Chotacabras Cuellirrojo
Caprimulgus ruficollis

Longitud: 30-34 cm. Tiene un aspecto muy similar al Chotacabras Gris, del que se puede diferenciar por ser visiblemente más grande, por su coloración general más rojiza y, especialmente, por tener un collar castaño-rojizo que contrasta con el resto del dorso de tonos grisáceos. De nuevo, el canto es la mejor manera de localizarlo. Sus hábitos y su ecología son muy similares a los de la especie anterior, excepto porque ocupa la franja altitudinal inferior, desde el nivel del mar hasta los 1.400 metros, es decir, ocupa bosques y matorrales abiertos más térmicos, como encinares, pinares de Pino Piñonero o Carrasco, jarales, retamares u olivares. Canta durante el crepúsculo y la noche, en este caso con un agudo «cutoc-cutoc-cutoc-cutoc...». Es un ave estival, típica de ambientes mediterráneos; en la Península Ibérica está ausente del tercio norte y bien distribuida en el resto. Se distribuye más ampliamente en la provincia que la especie anterior.

Orden Apodiformes

Familia *Apodidae*

Conocidos vulgarmente como vencejos, esta familia no presenta ninguna afinidad con las golondrinas, con las que habitualmente se les suele asociar por tener hábitos muy similares. Comen insectos que cazan al vuelo. Sus largas alas en forma de guadaña son características y nos hablan de probablemente el grupo de aves más ágil en vuelo. Pueden llegar a alcanzar los 200 km/h. Suelen hacer los nidos en fisuras de las rocas o, algunas especies que se han hecho urbanas, en los tejados de las viviendas. Sus patas son muy cortas; en algunas especies, con los cuatro dedos dirigidos hacia delante, por lo que resultan aptas sólo para asirse a las fisuras en las que anidan o reposan. Unas sesenta especies se distribuyen por todo el mundo, preferentemente por las regiones tropicales y subtropicales.

Vencejo Común
Apus apus

Longitud: 17-18,5 cm. Es fácil de reconocer por las alas estrechas y largas en forma de media luna y el color negruzco en todo el cuerpo, excepto la garganta que es pálida. Se diferencia de golondrinas y aviones por el mayor tamaño, las partes ventrales oscuras, las alas proporcionalmente muy largas y estrechas y el vuelo, en el que alternan secuencias de batidos rápidos de las alas (que parecen muy rígidas) con largos planeos contra el viento. Más difícil es distinguirlo del Vencejo Pálido (ver la especie siguiente). Cría en colonias en agujeros y grietas de edificios o acantilados rocosos. Es una especie muy común en los núcleos urbanos, donde vuela velozmente en grupos entre los edificios y por encima de ellos. Se alimenta de insectos voladores que captura en el aire, normalmente a gran altitud. Especialistas de la vida en vuelo, los vencejos (las tres especies) sólo se posan durante la época de reproducción, para incubar o alimentar a los pollos en las grietas de roquedos y edificios donde anidan. Los bandos de vencejos comunes son muy ruidosos, especialmente cuando en las tardes de primavera-verano realizan rápidas persecuciones a baja altura entre los edificios emitiendo estridentes «srriiirrr». Es un ave estival, muy común en toda la península y en toda la provincia.

Longitud: 16-18 cm. Su aspecto y sus hábitos son muy similares a los del Vencejo Común. Se

Vencejo Pálido
Apus pallida

diferencia de él por tener una coloración marrón-pálida más que negra, la mancha de la garganta mucho más blanca, y un aspecto más robusto; su cabeza es más ancha, y la parte final del cuerpo (antes de la cola) también, mientras que las alas son más anchas en los extremos y no tan puntiagudas. La diferencia de coloración es difícil de apreciar cuando se ve contra el fondo claro del cielo, pero puede distinguirse bien si se observa contra un edificio oscuro o un acantilado. Al verlo por el dorso hay que fijarse especialmente en el contraste entre la espalda y primarias más externas, que son oscuras, y la parte central de las alas y obispillo marrón-pálido. En el Vencejo Común el dorso se ve uniformemente oscuro. Ventralmente, en el Pálido se aprecia un fuerte contraste entre las primarias externas, oscuras, y el resto de las plumas mucho más claras, siendo mucho menor el contraste en el Común. También nidifica en edificios y acantilados, aunque normalmente de localidades costeras. Es un ave estival cuya distribución en la Península Ibérica es marcadamente litoral, centrada en las provincias bañadas por el Mediterráneo, si bien está presente en algunas localidades de interior dispersas. En Granada las dos especies son abundantes en las ciudades costeras, donde forman colonias mixtas, sin embargo en el interior el Pálido sólo se encuentra por debajo de los 900 metros de altitud.

Longitud: 20-23 cm. Claramente mayor que los otros dos vencejos, se distingue fácilmente

Vencejo Real
Apus melba

por el diseño ventral, con garganta y vientre de color blanco puro. Sus colonias siempre están formadas por un número bajo de parejas. Es más frecuente en zonas de acantilados que en pueblos y ciudades. Es un ave estival, distribuida por toda la Península Ibérica, aunque de forma dispersa, relacionada con la distribución de los acantilados en los que ubica los nidos. En Granada está más presente en el litoral que en el interior, aunque también nidifica en Sierra Nevada.

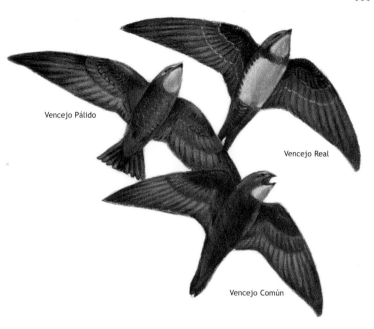

Vencejo Pálido

Vencejo Real

Vencejo Común

Orden Coraciiformes

Familia *Meropidae*

Preciosas aves de colores rojos, azules, verdes y amarillos que se acompañan de un diseño muy aerodinámico y son un auténtico disfrute para la vista. Sus veinticinco especies se distribuyen por Europa, Asia, Australia y África y faltan por completo del continente americano. Insectívoros, muestran una especial predilección por los himenópteros, abejas entre ellos, por lo que se han ganado mala reputación entre los apicultores, aunque muchas de sus especies prestan buenos servicios a la agricultura ya que no desdeñan saltamontes, mariposas y otros insectos.

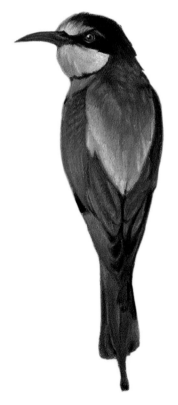

Abejaruco Europeo
Merops apiaster

Longitud: 25-29 cm. Se trata de la especie con mayor diversidad de colores en el plumaje de toda nuestra avifauna, lo que la hace inconfundible. Los dos sexos son similares y los jóvenes tienen el dorso verdoso en lugar de anaranjado. Normalmente se le ve volando en bandos numerosos en los que las trayectorias de los diferentes individuos se cruzan frecuentemente, con largos planeos con ondulaciones suaves en la vertical o la horizontal que alternan con periodos cortos de batidos muy rápidos de las alas. La silueta de vuelo es muy característica, por sus alas puntiagudas de perfil casi triangular, plumas centrales de la cola que se proyectan hacia atrás en un saliente afilado, y pico largo y fino. En muchas ocasiones se detectan por su reclamo antes de verlos. Suelen posarse solos o en grupos en cables, alambres de vallas y ramas secas de árboles, desde donde realizan vuelos de ida y vuelta con cortos planeos para capturar insectos en el aire. Es una especie abundante fundamentalmente en medios abiertos con árboles dispersos; necesita para la nidificación taludes de materiales blandos (pero les sirven incluso pequeñas zanjas, agujeros en el suelo para plantar árboles o pequeñas ondulaciones del terreno) en los que excava el nido: un profundo túnel que conduce a una cámara final. Se alimentan de insectos voladores de mediano o gran tamaño, que capturan pinzándolos hábilmente con su largo pico directamente en vuelo. Muchas de las presas son himenópteros (abejas, avispas, abejorros, de ahí su nombre) pero también capturan libélulas, escarabajos, etc. Normalmente se concentran en colonias grandes para reproducirse. El reclamo es un musical «crruuu» agudo que los diferentes individuos producen alternativamente mientras avanzan en grupo. Es un ave estival que está presente en toda la península a excepción de Galicia, cornisa cantábrica, Pirineos y norte de Portugal; en Granada es abundante en toda la provincia excepto en las altas cumbres de las montañas.

Familia *Coracidae*

Es otra familia de origen y aspecto tropical que nos visita durante el verano, constituida por las conocidas carracas, también de vistosos colores. Alrededor de once especies tienen una distribución común con la familia anterior, es decir, Europa, Asia, Australia y África. Se caracterizan por tener los dos dedos centrales dirigidos hacia delante y unidos entre sí en casi toda su longitud.

Carraca Europea
Coracias garrulus

Longitud: 29-32 cm. Como el resto de coraciformes es de colores muy llamativos, en este caso con una extensa gama de brillantes azules y morados que contrastan con el castaño de la espalda. Mayor que las otras especies del grupo, tiene una silueta que recuerda a los paseriformes, aunque con las patas bastante cortas. Cuando se pueden apreciar los colores no hay posibilidad de confusión con ninguna otra especie. Suele verse posada en cables de luz o teléfono. El vuelo es recto, de bati-

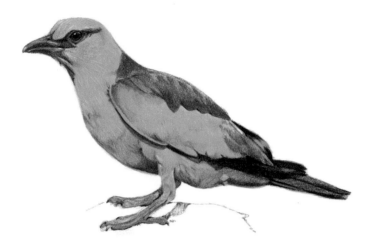

dos lentos no muy profundos y da la sensación de poseer alas bastante largas para su tamaño corporal. Es típica de áreas cálidas y secas con árboles grandes dispersos que utiliza como posaderos para la caza y en los que pueda encontrar agujeros para nidificar. Se alimenta de insectos terrestres de gran tamaño como escarabajos y saltamontes que localiza desde posaderos elevados. Es muy típica y espectacular la exhibición de cortejo y delimitación territorial del macho (a veces también la hembra o los dos simultáneamente), que realiza ondulados picados en vuelo en los que gira el cuerpo con las alas entreabiertas, de forma que emite una señal de color muy llamativa con destellos de las coloraciones del vientre y del dorso. En esas exhibiciones y en otros momentos produce un sonido característico «racarracarraca» o más cortos «rac-ca» que recuerdan a una carraca y del que deriva su nombre en español. Es un ave estival, distribuida fundamentalmente por el centro y sur peninsulares. Puede verse en toda la provincia de Granada, pero es más frecuente en las ramblas y dehesas de la depresión de Guadix-Baza. De todos modos es escasa en toda su área de distribución.

Familia *Upupidae*

Constituida por una única especie, la Abubilla, característica por la cresta de plumas pardas y negras en la cabeza que puede levantar y bajar a voluntad. De origen probablemente africano, se distribuye por buena parte de Europa, Asia y África.

Abubilla
Upupa epops

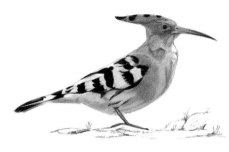

Longitud: 26-28 cm. Es inconfundible por sus llamativos colores anaranjado, blanco y negro, una cresta eréctil con puntos negros que despliega en momentos de excitación, y pico largo, fino y ligeramente curvado hacia abajo.
El vuelo también es muy típico, recuerda a una mariposa por su forma de batir las alas, y cuando las tiene desplegadas se aprecia un contrastado patrón de líneas blancas sobre fondo negro. En la época de reproducción es fácilmente detectable por su canto. Los dos sexos son muy similares, aunque las hembras son algo menores, de colores menos brillantes, y tienen el pico proporcionalmente menor, abundantes estrías negras en el vientre y un babero blanco del que carecen los machos. Abunda especialmente en áreas de cultivo extensivo con árboles viejos dispersos, sobre todo en olivares de regadío y dehesas de encinas. Se hace más escasa a partir de los 1.000 metros de altitud, aunque llega a criar hasta los 1.900 metros en Sierra Nevada. Los dos elementos que condicionan su presencia son los pastizales que lleven tiempo sin roturar donde buscan el alimento, y árboles viejos, muros, montones de piedras o edificios con agujeros donde nidifican. Se alimenta en el suelo, fundamentalmente en pastizales ralos en barbechos o bordes de caminos, en los que camina mientras tantea el suelo con su pico, tratando de localizar invertebrados subterráneos que constituyen la base de su alimentación. El canto es un repetitivo «pu-pu-pu» que puede ser escuchado a gran distancia. Estival en la mayoría de la península, una parte de la población es sedentaria en Andalucía, Extremadura y resto del litoral mediterráneo, a donde también llegan invernantes del norte. Abunda en toda España a excepción de la cornisa cantábrica, donde su presencia es muy puntual. Es frecuente en toda la provincia de Granada, aunque algo menos en invierno ya que parte de la población es migratoria.

Familia *Alcedinidae*

Especialmente diversificada en el sur de Asia y en el archipiélago malayo, esta familia está constituida por algo más de ochenta especies, que se distribuyen por todas las regiones templadas del mundo. Todas ellas muestran las mismas costumbres pescadoras y el plumaje de vistosos colores.

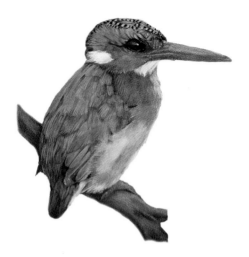

Longitud: 17-19,5 cm. Ave de proporciones corporales muy características, con una cabeza

Martín Pescador
Alcedo atthis

muy grande, pico recto muy largo, grueso y de extremo afilado, y cola y patas muy cortas. Cuando está posada destaca el contraste entre las partes ventrales, de color naranja vivo, y el dorso, que es azul metálico muy llamativo. La hembra se diferencia por tener la base de la mandíbula inferior anaranjada durante la época reproductora; el pico de los machos es completamente negro. Puede verse posado en ramas situadas en la orilla o sobre masas de agua continentales, y menos frecuentemente en rocas a la orilla del mar. Se suele observar volando a ras de agua sobre zonas encharcadas o a lo largo de los cursos fluviales, donde aparece como un velocísimo proyectil que se desplaza en trayectoria recta en el que se aprecia sólo el llamativo color azul del dorso y especialmente el turquesa del obispillo y la espalda. Necesita cursos de aguas transparentes con abundancia de pequeños peces, anfibios, cangrejos de río e insectos acuáticos, que captura lanzándose en picado al agua desde posaderos después de localizarlos. Otro requerimiento para su reproducción es la existencia de taludes de materiales blandos en los que excava el nido a modo de túnel terminado en una habitación. La población ibérica es sedentaria, aunque se incrementa con efectivos invernantes. Está presente en toda la península; el cuadrante sudoriental es el que presenta la menor abundancia. En Granada es muy escaso como reproductor; abundan más en invierno, cuando llegan individuos del norte. La contaminación de las aguas continentales, que disminuye la abundancia de presas y enturbia las aguas, así como el encauzamiento de los tramos bajos de los ríos que hacen desaparecer los posaderos y los taludes, hacen que cada vez sea más escaso como reproductor.

Orden Piciformes

Familia *Picidae*

Aves típicamente boscófilas, de colores vistosos y contrastados, generalmente combinados el negro, blanco y rojo. Unas doscientas especies componen esta familia de distribución mundial, faltan únicamente en Madagascar y Australia. Los pájaros carpinteros, como se les suele llamar, están especializados en trepar por los troncos de los árboles en posición vertical; usan la cola (de plumas muy rígidas) como soporte que apuntalan contra el tronco, y se aferran a la corteza con sus fuertes uñas. La fuerza de su pico y su cuello les permiten romper la corteza para buscar los insectos e incluso para hacer orificios en la propia madera y ubicar en ellos sus nidos.

Pito Real
Picus viridis

Longitud: 30-36 cm. La mayoría de las veces se observa posado en los troncos o volando; destaca siempre su coloración dorsal verdosa (amarilla en el obispillo) y el rojo del píleo (en los machos la bigotera es también roja pero en las hembras es negra). Los jóvenes tienen las partes ventrales moteadas de negro. Su vuelo, muy característico, alterna series de batidos rápidos de las alas, de trayectoria ascendente, con intervalos en los que las cierra por completo y traza una parábola descendente, de lo que resulta un movimiento profundamente ondulado. Ocupa la mayoría de los medios forestales poco densos de planifolios (bosques de

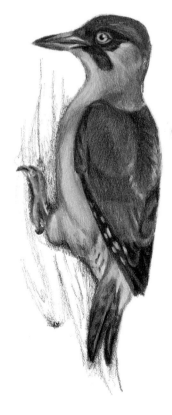

ribera, cultivos arbóreos, encinares, quejigares y melojares) a partir de los 600 metros. Puede verse posado en el suelo, a donde acude en busca de hormigas, que constituyen la base de su alimentación. Se desplaza por los troncos a pequeños saltos, ascendiendo o descendiendo. Construye los nidos en los troncos de los árboles, donde produce una entrada circular de 6 centímetros de diámetro. En la hoya de Guadix también excava sus nidos en taludes de arcilla. Raramente tamborilea con el pico para producir sonido; sin embargo es frecuente escuchar su reclamo y canto, una estridente secuencia de agudos «clui-clui-clui-clui» que produce en vuelo o posado. Es sedentario y común en toda la península. Se trata del pájaro carpintero más frecuente en la provincia de Granada, y abunda sobre todo en los melojares de Sierra Nevada y en los bosques galería de los ríos.

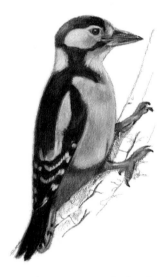

Pico Picapinos
Dendrocopos major

Longitud: 23-26 cm. Es la única especie de pájaro carpintero de colores blanco, negro y rojo que habita en Granada; otras tres especies lo hacen en distintos lugares de España. Es carácter diagnóstico frente a esas tres especies la combinación de gruesa banda blanca longitudinal en el hombro y amplia mancha negra en el píleo. Las hembras carecen de la mancha roja de la nuca que tienen los machos, y los jóvenes tienen el píleo rojo; el negro de esa zona se reduce a una estrecha banda sobre el ojo. El vuelo y la forma de desplazarse en los troncos son muy similares a los de la especie anterior. Es un pícido típico de bosques maduros, densos y con árboles grandes. Para nidificar puede estar presente en todo tipo de bosques, aunque en invierno se encuentra sobre todo en pinares donde consume piñones en grandes cantidades. La abertura del nido es de 5 a 6 centímetros de diámetro, con frecuencia ligeramente elíptica. En primavera utiliza frecuentemente el tamborileo sobre árboles muertos como medio de comunicación y para marcar el territorio. Su voz más habitual es un corto «kick», aunque también emite series más largas de gritos «kiettettettette». Es sedentario y está presente en toda la península, si bien se hace muy escaso y de distribución muy dispersa en el cuadrante sudoriental. Es poco frecuente en Granada, como en el resto de Andalucía oriental, aunque puede verse con cierta facilidad en zonas de pinar de la sierra de Huétor, sierra de Alhama, sierra Tejeda y sierra Almijara.

Torcecuello Euroasiático
Jynx torquilla

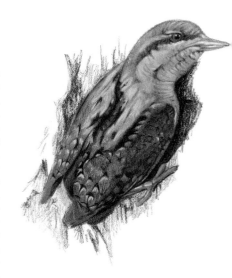

Longitud: 16-18 cm. Se trata de un pícido muy diferente del resto del grupo tanto por su coloración como por sus hábitos; se posa en horizontal en las ramas como un paseriforme, y sólo raramente trepa como los otros picos. El diseño pardo grisáceo muy abigarrado le permite pasar desapercibido cuando permanece inmóvil entre la vegetación. Por ser además un ave muy tímida de costumbres escondidizas, es bastante difícil de observar en el campo. En vuelo tampoco es fácil de reconocer, por la larga cola que recuerda a los paseriformes, sus colores poco llamativos y la trayectoria poco ondulada. Lo que más fácilmente delata su presencia es el canto. Prefiere los bosques claros de planifolios, en Andalucía sobre todo bosques de ribera, huertos con frutales, o jardines con árboles. Se alimenta en el suelo, principalmente de hormigas y sus larvas. Al contrario que el resto del grupo no excava agujeros para nidificar, sino que utiliza los abandonados por otros carpinteros u oquedades naturales. El canto está formado por series de 12 a 18 gritos agudos quejumbrosos «tie-tie-tie-tie-tie...». Fundamentalmente es estival, aunque está presente también en invierno en Granada. En la península nidifica sobre todo en el sector nororiental, falta de una amplia franja central y se localizan pequeñas poblaciones muy dispersas en algunas provincias andaluzas. Sin embargo, es muy escaso como reproductor en la provincia de Granada, aunque se sabe de su cría en los antiguos olmos del camino de Purchil. Es bastante frecuente en los pasos migratorios.

Orden Paseriformes

Familia *Alaudidae*

Son aves paseriformes especializadas en la vida en el suelo en medios abiertos. El diseño de todas las especies es muy similar, con coloración marrón moteada en el dorso y blanquecina en las partes ventrales con motas oscuras en el pecho. En el suelo se desplazan caminando (no a saltos) y todas poseen una uña posterior muy larga. Muy miméticos con el sustrato, son difíciles de localizar mientras no se muevan, aunque algunas especies permiten la aproximación y se posan en lugares elevados haciéndose muy visibles. Tienen cantos muy elaborados y con imitaciones de los de otras especies, que emiten fundamentalmente en vuelo, mientras se ciernen a gran altitud. Se conocen sesenta y cinco especies; todas se alimentan de insectos terrestres y semillas y nidifican en el suelo. Se distribuye sobre todo en Eurasia y África, aunque algunas especies se encuentran también en Australia y América del Norte.

Alondra Común
Alauda arvensis

Longitud: 16-18 cm. Aláudido grande, es reconocible por tener la cola larga con las rectrices externas blancas y pequeña cresta eréctil. En el suelo, por su tamaño, forma y patrón de coloración puede confundirse con las cogujadas, aunque éstas tienen la cresta mucho más larga y puntiaguda cuando está desplegada, y les sobresale por detrás de la cabeza cuando la pliegan, además de tener la cola un poco más corta. En vuelo las cogujadas dan la apariencia de ser más colicortas y no tienen las rectrices externas blancas, sino color ladrillo. En vuelo podría confundirse con la calandria si no se aprecian bien las manchas negras del pecho de esta especie, ya que también posee rectrices externas blancas y además emite un reclamo con un timbre parecido. Pero la calandria tiene la cara inferior de las alas negra y con un borde posterior blanco muy evidente, mientras la cara inferior de las alas de la alondra es blancuzca y el borde posterior fino y también blancuzco. Es típica de áreas con cobertura herbácea o de matorral sin árboles, desde el nivel del mar hasta las altas cumbres. En la provincia de Granada, sin embargo, como reproductora está limitada a las montañas, donde aparece

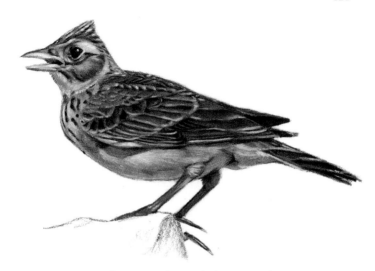

en zonas más o menos llanas con cobertura herbácea entre los 1.400 metros y los picos más altos (llega a los 3.100 en Sierra Nevada). En invierno forma bandos muy grandes que se alimentan en barbechos de las áreas cerealistas y las vegas a cualquier altitud. La voz más habitual es un «prriit» o «chirrip» líquido y el canto una serie musical incesante de variaciones sobre estos sonidos, que incluye imitaciones de otras especies. El vuelo de canto está formado por continuas ascensiones a mayor y mayor altura batiendo las alas, con algunas paradas, para terminar descendiendo a gran velocidad manteniendo el canto. Es sedentaria, aunque la población autóctona se incrementa notablemente en invierno con abundantes contingentes del norte. Está ampliamente distribuida como reproductora en la mitad norte peninsular, pero tiene una distribución fragmentada restringida a las montañas en la mitad sur. En Granada solo vive en las montañas durante la etapa de cría, pero en todos los medios desarbolados durante el invierno.

Cogujada Común
Galerida cristata

Longitud: 17-19 cm. Por su típica cresta puntiaguda y pico fino y largo, en el suelo sólo puede confundirse con la Cogujada Montesina, muy similar y de la que es difícil de diferenciar. En vuelo las dos se distinguen del resto por dar la apariencia de poseer alas muy anchas en relación a la longitud de la cola, vuelo lento y las rectrices externas de color ante-rojizo. Las dos coguja-

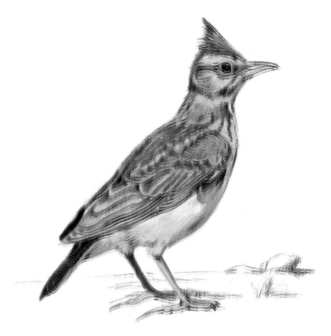

das constituyen una de las parejas de especies más difíciles de distinguir de nuestra avifauna, siendo necesario basarse en varios caracteres para diferenciarlas. La común tiene una coloración general más clara, de tonos arenosos y parece menos moteada por el dorso, la cresta es más larga y puntiaguda, lo que le da un aspecto más desgarbado; el pico es más largo, con la base de la mandíbula inferior recta y con ligero contraste entre la base algo rosada y el extremo gris oscuro, con lo que da la sensación de que lo tiene algo curvado hacia abajo. En la montesina la mandíbula inferior es algo convexa y el pico más corto y menos pálido en la base. El moteado del pecho de la montesina es más grueso y siempre muy marcado, mientras el dorso es más oscuro, grisáceo. En vuelo, la común tiene la parte inferior de las alas anaranjadas, mientras que son grisáceas en la montesina; por el contrario si se le ve la cola por la zona dorsal, la montesina tiene las supracobertoras caudales rojizas, que contrastan con el obispillo gris, mientras son grises en la común. Muchos de estos caracteres sólo pueden apreciarse a corta distancia y puede haber algo de variación entre individuos, por lo que conviene usarlos en combinación y ayudándose de hábitat, voz y comportamiento. Típica de zonas llanas cultivadas y sin matorral, normalmente no utiliza posaderos elevados como ramas, vallas, postes o cables eléctricos (aunque de vez en cuando lo puede hacer), sino como mucho rocas y

123

piedras grandes. La montesina por el contrario se posa con frecuencia en esos tipos de sustratos. En algunos lugares coinciden las dos especies (por ejemplo en ramblas de la hoya de Guadix). El reclamo es muy típico, un trisilábico (a veces 2 ó 4) «ti-tu-tía», también un «dvuuii» ascendente, a veces repetido. Canto complejo que incluye muchas variaciones de las notas silbantes del reclamo y también imitaciones. Es sedentaria y se distribuye por toda la península a excepción de la cornisa cantábrica y los Pirineos. Es frecuente en la provincia de Granada en cultivos de cereal, olivares y vegas; suele verse en los bordes de caminos y carreteras.

Cogujada Montesina
Galerida theklae

Longitud: 15-17 cm. Es muy similar a la Cogujada Común (ver la especie anterior para la identificación). Prefiere laderas cubiertas de matorral y pedregales, y asciende en las montañas. Evita los cultivos y los bosques. El reclamo es parecido al de la común aunque con las últimas sílabas más acentuadas y con frecuencia incluye más de tres sílabas: «tiu-ti-tu-tiiiu», «tiu-tu-ti-tu-tuiiiiuu». El canto es complejo, con imitaciones, más musical que el de la común. Sedentaria. En la Península Ibérica es especialmente frecuente en el sureste, y está ausente de Pirineos, Cantábrico, Galicia y toda la costa portuguesa. En Granada es muy abundante en todo tipo de zonas con matorral abierto, por ejemplo de espartal, tomillar, romeral, chaparral, etc., y asciende en las montañas hasta los 2.200 metros de altitud

Totovía
Lullula arborea

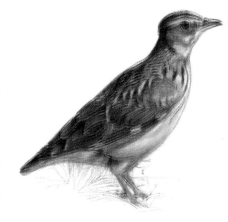

Longitud: 13,5-15 cm. Pequeño aláudido de cola corta con las puntas de las rectrices (no los bordes) blancas. El dorso es muy oscuro y el pico fino, lo que la separa bien de las terreras, que son del mismo tamaño. A veces levanta las plumas del píleo a modo de una pequeña cresta. Lista superciliar muy blanca que contrasta fuertemente con el píleo y las mejillas, que son oscuras. Es muy característica una mancha negra y blanca en el borde del ala. Más frecuentemente se la localiza por su típico canto, casi siempre emitido en vuelo pero también con cierta frecuencia desde ramas altas de los árboles. Es el aláudido que más penetra en zonas arboladas, es típico de bosques abiertos de montaña y otros medios abiertos con árboles. El canto es una serie de notas que se van acelerando y haciéndose cada vez más graves y fuertes «lii, lii, liu-liu-liuliuliulululu». Es sedentaria y se distribuye por toda la península aunque sea más escasa en la franja norte y el cuadrante árido sudoriental. En la provincia de Granada es poco abundante, aunque está presente en todos los bosques de montaña.

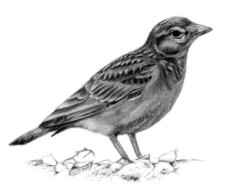

Terrera Común
Calandrella brachydactyla

Longitud: 14-16 cm. Especie pequeña, de tonos arenosos con apariencia general muy pálida, que siempre carece de líneas de motas oscuras en el pecho. El pico es grueso y cónico, característica por la que recuerda a los gorriones y fringílidos. La mayoría tienen una mancha negra más o menos grande a cada lado del pecho, aunque puede faltar en algunos individuos. En las aves españolas es frecuente que el píleo, que es eréctil, tenga un tono rojizo que contrasta con el resto de la coloración corporal. La silueta de vuelo recuerda a la alondra, con cola larga oscura por la zona ventral y rectrices externas blancas. No obstante es más pequeña y la trayectoria de vuelo de canto es circular con ondulaciones, sincronizando las frases del canto con los momentos de vuelo ascendente en los que baten las alas, para terminarlas al comenzar las fases descendentes de las ondulaciones, cuando dejan de batir las alas y realizan una pausa en el canto. Es típica de las áreas llanas o con poca pendiente y despejadas de vegetación, con abundante suelo desnudo, en estepas, pastizales, viñedos, saladares, etc. El reclamo es un «drit» o «chirp» más corto que el de la alondra común, y la característica más típica de su canto es la alternancia de frases más o menos largas con pausas de uno o dos segundos. Estival, se distribuye por toda la península a excepción de la franja septentrional y la mitad norte de Portugal. Abunda en la provincia de Granada en las zonas de cultivos de cereal, preferentemente en los barbechos y en los sectores más pedregosos donde la densidad del cereal no es muy grande.

Terrera Marismeña
Calandrella rufescens

Longitud: 13-14,5 cm. Parecida a la especie anterior, pero de coloración más grisácea y siempre con estrías de pequeñas manchas oscuras en el pecho y los flancos. Tiene el pico más corto y romo, que recuerda al de un pardillo; nunca tiene el píleo rojizo y la lista superciliar está menos marcada y no llega tan atrás. Si se ve posada a corta distancia es un carácter distintivo que las terciarias dejan al descubierto un centímetro o más de los extremos de las primarias, mientras que en la común las terciarias cubren las primarias casi por completo. Su vuelo de canto es también circular. Habita en estepas con abundante suelo desnudo como espartales, dunas costeras y con frecuencia en saladares en zonas húmedas costeras o interiores. El reclamo es un «drrrrd» o «prrrrrt» sordo repetido varias veces. Su canto es más variado y musical que el de la común y también más continuo, e incluye imitaciones de otras especies y notas del reclamo. Es sedentaria; en la península es escasa y se distribuye de forma muy fragmentada, limitada a una franja litoral discontinua desde Cataluña al sur de Portugal. Muy escasa en Granada, restringida a los bordes de algunas pequeñas lagunas costeras, es bastante frecuente en las dunas, pedregales, saladares y espartales de la provincia de Almería.

Calandria Común
Melanocorhypa calandra

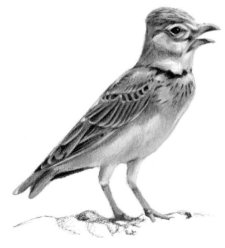

Longitud: 17,5-20 cm. Nuestro aláudido de mayor tamaño, también tiene una constitución muy robusta, lo que la hace parecer mucho mayor que el resto. En el suelo, el tamaño, el grueso pico grisáceo amarillento y dos grandes manchas negras a los lados del pecho la distinguen bien de las otras especies. Las alas son muy largas y anchas, lo que le da apariencia de poseer una cola corta. En vuelo es fácil de reconocer por el color negruzco de la cara inferior de sus anchas alas, con una franja blanca muy visible en el borde posterior. Las rectrices externas son blancas. Frecuentemente el vuelo de canto es cernido: el ave se mantiene en una posición fija en contra del viento, moviendo las alas con batidos lentos y la cola abierta. Es típica de zonas llanas sin vegetación arbolada, especialmente cultivos de cereal. En estas áreas es la especie de aláudido que más utiliza el interior de los campos cultivados cubiertos de cereal. Evita el matorral y las estepas subdesérticas. La voz recuerda a la de la alondra, aunque los reclamos suelen ser más largos, de notas más rizadas y el sonido menos sordo: «schrprprprpriiip». El canto es elaborado, variado, con imitaciones pero intercalando muchas notas parecidas al reclamo que le hacen mantener una entonación muy típica. Es sedentaria y se distribuye por la mayoría de la península a excepción de las costas atlánticas, si bien hay grandes claros en las zonas más montañosas. En Granada está presente en una ancha banda de dirección suroeste-noreste que coincide con las áreas llanas cerealistas de la provincia. En los hábitat propicios llega a ser muy abundante.

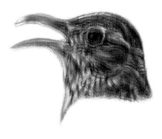

Alondra de Dupont
Chersophilus duponti

Longitud: 17-18 cm. Su aspecto recuerda a una cogujada sin cresta, aunque la figura es más estilizada, de patas más largas y pico largo y curvado hacia abajo. En vuelo tiene la parte dorsal de las alas muy oscuras. Es muy difícil observarla por sus costumbres escondidizas, y la dificultad de que levante el vuelo. Normalmente huye corriendo entre los pequeños matorrales que cubren sus hábitat típicos para ocultarse detrás de ellos. Cuando se detiene observa estirando el cuello y con la cabeza dirigida hacia arriba. En ocasiones se posa en pequeñas piedras que destacan ligeramente del terreno. Habita en zonas llanas o ligeramente onduladas, normalmente pedregosas, a muy variable altitud, con matorrales bajos y bastante suelo descubierto. El matorral puede estar constituido por aulagas, cambrones, tomillos, espartos, etc. Su voz, muy típica y diferente de la del resto de aláudidos, es el rasgo más útil para detectarla. El canto, que emite sobre todo al amanecer y atardecer, está formado por repeticiones de una frase lenta de cuatro o cinco silbidos melancólicos, el último de volumen ascendente que recuerda a un maullido de tono nasal: «wu-tlii-tri-wiiuuuiih». A veces utiliza como reclamo un único maullido nasal como «duiiiye». Es sedentaria y muy escasa. En la península sólo ocupa la mitad oriental, donde se distribuye en localidades muy concretas fundamentalmente en los páramos del sistema Ibérico, meseta norte y depresión del Ebro, que albergan al 98% de la población ibérica. El resto está repartido en varias poblaciones muy pequeñas y muy dispersas en el cuadrante sudoriental peninsular. En Granada sólo se conocen dos pequeñas localidades de nidificación, una en la depresión de Guadix-Baza con unas 15 ó 20 parejas y otra en la comarca del Temple con unas 130 parejas. En los dos casos están asentadas en espartales aunque en la segunda la vegetación es más variada, con aulagas, tomillos, romeros, etc.

Familia *Hirundinidae*

Constituida por las golondrinas y aviones, son paseriformes insectívoros especializados en la vida en vuelo, con alas largas y afiladas, patas cortas y cola ahorquillada. Capturan los insectos en el aire, gracias a una abertura bucal muy grande. La mayoría construyen nidos de barro al abrigo de edificios o rocas, lo que puede servir para diferenciarlos de los vencejos que utilizan las fisuras y no hacen este tipo de nidos. Sus ochenta especies se distribuyen por casi todo el mundo con excepción de las zonas próximas a los polos y algunas islas oceánicas.

Avión Zapador
Riparia riparia

Longitud: 21-13 cm. Es la especie más pequeña del grupo, de coloración dorsal marrón grisácea y ventral blanca con una banda oscura pectoral que le distingue del resto. El principal determinante de su presencia es la existencia de taludes de tierra en los que excava el nido, por lo que normalmente está asociado a los cursos medios y bajos de los ríos o a taludes artificiales de graveras. Aparece frecuentemente ligado a zonas encharcadas que sobrevuela en busca de insectos. En los pasos migratorios se concentra en carrizales encharcados que utiliza como dormideros. Es una especie muy gregaria, que forma colonias reproductoras muy grandes; es estival y nidifica en todas las regiones peninsulares aunque con poblaciones concentradas en las localidades con sustratos de nidificación propicios. En Granada no está comprobada su reproducción aunque es muy abundante en las zonas encharcadas durante los pasos pre y postreproductor.

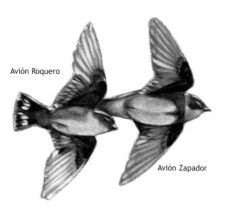

Avión Roquero

Avión Zapador

Avión Roquero
Ptyonoprogne rupestris

Longitud: 14-15 cm. Su estructura es similar a la de la especie anterior, aunque más grande, con la cola sólo ligeramente escotada, sin banda oscura pectoral, coloración pardusca en todo el cuerpo y una hilera de lunares blancos bastante visibles en las plumas de la cola. Típico de áreas con cortados rocosos en los que construye el nido, puede encontrarse desde el nivel del mar hasta las mayores altitudes de las montañas. Es frecuente en valles fluviales encajados con paredes rocosas. En invierno se puede ver alimentándose mientras sobrevuela áreas encharcadas a baja altitud en los alrededores de las montañas. Es estival en el norte de la península y Europa y sedentario en el sur, aunque en invierno abandona las montañas para permanecer a bajas altitudes. Distribuido por toda la península, principalmente por las áreas con relieves quebrados, está en general ausente de las llanuras extensas como sucede en las dos Castillas. En Granada es una especie frecuente como reproductora (falta sólo en la vega) y en invierno es abundante y suele estar ligada a las masas de aguas continentales.

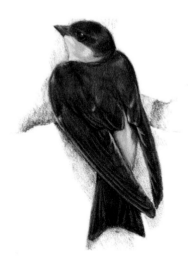

Avión Común
Delichon urbica

Longitud: 13,5-15 cm. Hirundínido de cola corta claramente ahorquillada, dorso negro azulado con gran mancha blanca en el obispillo y partes ventrales totalmente blancas. Especie muy ligada a los núcleos urbanos, tanto pueblos como grandes ciudades, en los que forman grandes colonias de nidificación bajo los aleros de los tejados, los balcones o puentes. También pueden utilizar paredes naturales de acantilados para construir sus nidos de barro. Son muy gregarios y amontonan los nidos unos sobre otros en las colonias grandes. Frecuentemente se ven posados en grandes grupos en los cables de electricidad. Aunque comparten los medios antropógenos con las golondrinas suelen volar a mayor altitud que éstas. Es un ave estival y muy abundante en toda la península al igual que en la provincia de Granada, donde puede encontrarse en todos los núcleos urbanos desde la costa hasta la estación de esquí de Sierra Nevada.

Golondrina Común
Hirundo rustica

Longitud: 17-21 cm. Fácil de reconocer por su larga cola ahorquillada con las rectrices externas muy largas, dorso negro con reflejos azules metálicos, gran mancha roja en la cara rodeada de negro y partes ventrales blancuzcas tintadas de tonos anaranjados. Los machos tienen las rectrices externas mucho más largas que las hembras. Se trata de una especie también muy ligada a las construcciones humanas; aunque evita los núcleos urbanos de las grandes ciudades, sí está presente en los pueblos, caseríos y cortijos, en los que utiliza el interior de las habitaciones que mantienen entradas abiertas (corrales, desvanes, graneros, porches, etc.) para construir su nido. Captura a sus presas volando a baja altitud, normalmente a ras de campos cultivados o sobre la vegetación de áreas encharcadas, principal razón por la que podría estar ausente de las grandes ciudades, en las que ese estrato aéreo está ocupado por el asfalto y el tráfico. La parte final de las rectrices externas de los machos parece no ser útil para el vuelo, y es en realidad un indicador de la calidad de los individuos en el que se fijan las hembras para elegir pareja, pues prefieren a los machos con las colas más largas. Su canto es complejo y agradable, con trinos suaves en largas series. Estival, es nidificante común en toda la península. También es frecuente en toda la provincia de Granada, donde sólo falta en las zonas altas de las montañas.

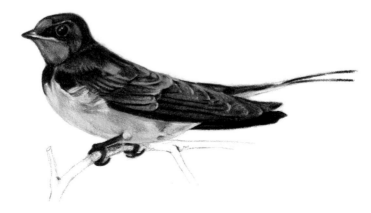

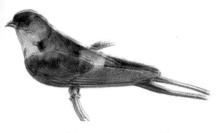

Golondrina Dáurica
Hirundo daurica

Longitud: 14-19 cm. Parecida a la golondrina común, pero fácil de diferenciar fundamentalmente por tener una mancha blanco-anaranjada en el obispillo, también por la garganta blanca y tener completamente negras la cola y el bajo vientre. En lugar de la mancha roja frontal de la cara de la golondrina común, tiene una franja anaranjada que recorre la nuca y las mejillas. También tiene largas rectrices externas, más desarrolladas en los machos. Suele habitar en áreas de baja montaña y está menos ligada a las construcciones humanas que la golondrina común, pues desecha principalmente las que están habitadas. Ubica los nidos en solitario bajo pequeños puentes, en el interior de cuevas o en casas abandonadas. Construye un nido de barro muy típico, en forma de una cámara más o menos alargada con un largo túnel al final del cual se abre la entrada. Es estival y se distribuye por el cuadrante sudoccidental peninsular y toda la costa mediterránea, hasta el Pirineo catalán. Ha experimentado una notable expansión de su área de distribución y ha aumentado su número en determinadas zonas en los últimos cincuenta años. En Granada es poco abundante; está presente fundamentalmente en las zonas costeras, zonas bajas del río Genil, valle del río Aguas Blancas y en la depresión de Guadix-Baza. Sí es muy abundante en la vecina provincia de Almería. En ambas zonas utiliza frecuentemente los puentes o las casas-cueva abandonadas para construir el nido.

Familia *Motacillidae*

Compuesta por bisbitas y lavanderas, paseriformes esbeltos de patas finas y largas, cola larga y pico afilado que desarrollan la mayor parte de su actividad en el suelo, donde se desplazan caminando o corriendo. Las bisbitas tienen coloraciones dorsales moteadas pardas y blancuzcas, el pecho moteado de oscuro y rectrices externas blancas o claras, mientras que las lavanderas carecen de moteado y son más contrastadas, con negros, blancos y amarillos. Alrededor de cincuenta especies se distribuyen por casi todo el mundo con excepción de la Polinesia.

Bisbita Común
Anthus pratensis

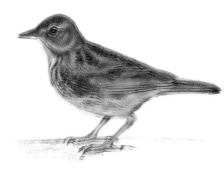

Longitud: 14-15,5 cm. Bisbita pequeño y muy grácil, de patas rosadas y plumaje con tintes verdosos. Es muy parecido al bisbita arbóreo. Se puede distinguir de éste por sus colores más verdosos que amarillentos, el pico más fino, y las líneas de motas negras ventrales que son de igual grosor en toda su longitud, mientras que en el arbóreo están muy marcadas las del pecho pero son más débiles y finas las de los flancos. Se posa menos en árboles y posaderos altos que el arbóreo aunque también lo hace. Cuando es levantado del suelo tiende a volver a él, mientras que el arbóreo normalmente se posa en alto. Ver también el Bisbita Alpino. Forma bandos invernales numerosos que se alimentan en prados húmedos, campos de alfalfa y bordes de zonas encharcadas. El reclamo, emitido siempre que son levantados del suelo, es la forma más fácil de localizarlos, ya que mientras caminan entre la hierba apenas pueden verse. Se trata de un típico «psit-psit-psit-psit» producido mientras emergen de la hierba en un vuelo rápido entrecortado. Se trata de una especie exclusivamente invernal. Aunque no nidifica en la península ibérica, es muy abundante en prados húmedos de toda ella durante el invierno. También es frecuente en Granada en todos los pastizales húmedos de vegas y áreas encharcadas, los campos de alfalfa, así como las orillas de los pantanos.

Bisbita Arbóreo
Anthus trivialis

Longitud: 15,5-18 cm. Para su identificación, véase la especie anterior. Habita en prados de los bordes o claros de bosques y otros pastizales con árboles. Se posa frecuentemente en árboles cuando es levantado del suelo. Aunque no cría en Granada, en ocasiones puede verse cantando desde árboles durante el paso primaveral. El reclamo es un «spihz» agudo, largo y ronco en comparación con el líquido tono agudo del común. Es estival en la franja cantábrica de la península, y en el resto sólo aparece durante las migraciones. Tal es el caso de Granada, donde es mucho más escaso que las otras especies.

Longitud: 15,5-17 cm. Mayor que los dos anteriores. En primavera y verano tiene un plumaje

Bisbita Alpino
Anthus spinoletta

muy típico, con cabeza gris, lista superciliar blanca muy marcada y pecho rosado sin motas. Durante el invierno sin embargo es más parecido a los dos anteriores. Siempre puede diferenciarse de estos por las patas más oscuras, constitución más robusta, pico fuerte, lista superciliar blanca y coloración general de tonos marrones, no amarillos o verdes. La voz es también útil para distinguirlo en esta época. En la estación reproductora ocupa prados de media y alta montaña sin matorrales. En invierno se localiza en bordes de cursos de agua, lagunas y pantanos a baja altitud. El reclamo es un «vuisst» fuerte que al igual que el bisbita común produce al iniciar el vuelo, pero sin repetirlo o, en el caso de hacerlo, se trata de llamadas muy separadas entre sí. Es residente con desplazamientos altitudinales estacionales en las montañas de la mitad norte peninsular en las que nidifica, y exclusivamente invernal en el resto. En Granada puede verse con facilidad en invierno en zonas húmedas naturales y pantanos. Se han observado individuos en plumaje primaveral en prados de montaña de Sierra Nevada en abril, pero probablemente se trate de aves de paso, pues no hay datos de cría en esta zona.

Longitud: 15,5-18. Es la única especie de bisbita reproductora en la mitad sur peninsular. De

Bisbita Campestre
Anthus campestris

apariencia grande, delgada, recuerda a la silueta de las lavanderas. De patas muy largas y postura bastante erguida se posa con frecuencia en lo alto de piedras. Su aspecto general es muy uniforme y pálido, con el manto color arena apenas manchado y las partes ventrales blanquecinas sin motas en el pecho (sólo algunas en los flancos) en los adultos; destacan únicamente los centros muy oscuros de las medianas cobertoras alares. Siempre tiene una lista superciliar blanca muy marcada que contrasta con una lista loral y ocular negra. Los jóvenes son más moteados; tienen incluso líneas de manchas en el pecho y vientre. Las patas muy claras lo distinguen siempre del alpino. Habita en zonas llanas, onduladas o de cierta pendiente con hierba corta y algo de matorral, tanto en estepas como en barbechos entre cultivos, o pastizales de montaña. Se detecta frecuentemente por el canto, emitido en vuelo ondulante a cierta altura, consistente en series de estrofas agudas muy separadas entre sí, formadas por dos sílabas, la segunda acentuada «tsir-liii...tsir-liii...tsir-liii...». Es estival y se distribuye de forma dispersa por toda la península a excepción de la franja cantábrica; en Andalucía occidental escasea. En Granada se puede observar fácilmente en las zonas más abiertas de matorral y pastizales oromediterráneos en Sierra Nevada, aunque se le puede encontrar en los claros de bosques y laderas con escasa cobertura vegetal a partir de los 1.600 metros. También está presente en la altiplanicie de Guadix, aunque allí es mucho menos abundante. En nuestra provincia no se encuentra por debajo de los 900 metros.

Lavandera Boyera
Motacilla flava

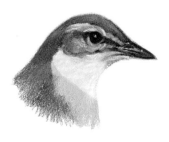

Longitud: 15-16 cm. Lavandera de cola no muy larga, de proporciones parecidas al bisbita campestre. Los adultos se reconocen fácilmente por el dorso color oliva, partes ventrales amarillas (fuertes en los machos en primavera, más blanquecinas en invierno y en las hembras), cabeza gris con una lista superciliar blanca muy marcada y patas negras. Las hembras son más pálidas y menos contrastadas que los machos, y los jóvenes, más parduscos y casi sin amarillo, tienen una lista malar oscura que se cierra en un babero. En Europa existen muchas razas que varían enormemente en el patrón de color de la cabeza, sobre todo de los machos. Las españolas (*iberiae*) tienen las auriculares y listas loral y ocular mucho más oscuras que el dorso de la cabeza, y la garganta es blanca en lugar de amarilla. Las otras razas europeas cruzan la península durante las migraciones. Es típica de zonas llanas con hierba en humedales y cultivos de regadío. Se trata de una especie gregaria durante la migración, época en que frecuenta los bordes fangosos de pantanos y lagunas y los terrenos arados, y forma dormideros de numerosos individuos en carrizales. El reclamo es muy típico, cortos y agudos «tsi-i» emitidos muy separados unos de otros mientras vuela o camina. Es estival, si bien algunos individuos permanecen en invierno en Andalucía. Se distribuye por toda la península aunque de forma mucho más generalizada y con densidades mayores en la mitad norte. En la mitad sur está restringida a los bordes de humedales y algunas vegas regadas. En la provincia es escasa como reproductora, limitada a la vega de Granada, lagunas de Padul y vegas costeras, siempre por debajo de los 750 metros. Durante los pasos migratorios es mucho más abundante y puede verse en mayor variedad de ambientes.

Longitud: 17-20 cm. Especie de cola muy larga que balancea continuamente arriba y abajo con intensidad. El dorso es gris a excepción del obispillo amarillo,

Lavandera Cascadeña
Motacilla cinerea

lo que junto con la longitud de la cola y patas bastante cortas la distingue bien de la boyera. También tiene las partes ventrales de color amarillo como la especie anterior, mucho más intenso en el macho que en la hembra. En la época de cría el macho tiene un babero negro flanqueado por dos listas blancas, mientras que la hembra puede tener manchas oscuras pero nunca tan desarrolladas. En invierno carece de negro en el babero. El vuelo es típico, muy ondulado, alternando fases de batido de alas y de caídas con las alas cerradas. Muy ligada a cursos de aguas rápidas, especialmente arroyos y ríos de montaña, también acequias, desarrolla su actividad de alimentación en el propio cauce mientras se posa en las piedras de la orilla o que sobresalen del agua. Allí captura larvas y adultos de insectos acuáticos, moluscos acuáticos y crustáceos. Construye los nidos en repisas y grietas de las rocas, puentes o presas que se sitúan pegadas al cauce, por lo que raramente se la ve alejada de estos medios. El reclamo es parecido al de la lavandera blanca, un «tsip-tsip...tsip-tsip...» mono o disilábico que siempre produce a intervalos mientras vuela, aunque el sonido es más metálico que en la otra especie. El canto es una repetición rápida de notas del mismo tipo. Es sedentaria, con algunos desplazamientos altitudinales en los individuos que crían más alto. A España llegan invernantes europeos. Se distribuye por los medios propicios de toda la península, al igual que sucede en la provincia de Granada, donde está presente en todos los ríos de montaña.

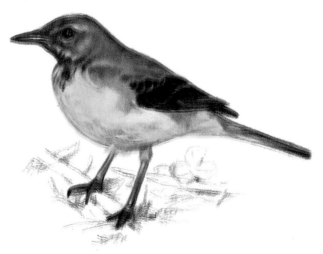

Lavandera Blanca
Motacilla alba

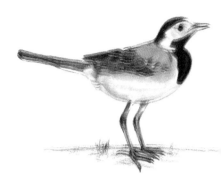

Longitud: 16,5-19 cm. Su diseño gris, blanco y negro es inconfundible. Tiene la cola de longitud intermedia entre las otras dos especies, y también la balancea continuamente. En primavera los machos tienen el píleo y la nuca negros con una separación muy nítida del manto que es gris azulado, mientras que en las hembras el gris más apagado de la espalda se extiende por la nuca y la transición con el negro del píleo es mucho más gradual. También tiene mucho menos extendido el negro del pecho. En invierno las áreas negras están más reducidas. Los jóvenes no tienen negro en la cabeza, sólo en el pecho, y las partes claras de la cara son amarillentas. Durante la cría suele encontrarse en áreas con espacios abiertos y con abundancia de agua, en el norte en muchos tipos de cultivos mixtos alrededor de pueblos, y en el sur más limitada a los ríos, arroyos y acequias. Normalmente anida en repisas, agujeros y grietas de las paredes de construcciones humanas. En invierno forma grandes dormideros en el interior de las ciudades, donde se concentran gran cantidad de individuos en los árboles con o sin hojas que se plantan en las aceras, a pesar del tráfico y el movimiento de peatones. En estos lugares parecen buscar un microclima más suave y un lugar seguro frente a los depredadores. En esa época se alimentan en las vegas circundantes donde se concentran en los terrenos que son arados, siguiendo a los tractores para consumir los invertebrados recién desenterrados. El reclamo es de dos o tres sílabas que suelen emitir cuando se levantan volando del suelo y de vez en cuando mientras caminan. Es un «tsi-luit» o «tsi-tsi-luit» agudo producido a intervalos. La población reproductora es sedentaria en la península, pero en invierno llegan grandes cantidades de invernantes del centro y norte de Europa. Distribuida por toda la península, es mucho más común como reproductora en la mitad norte que en la sur. En Granada su reproducción está muy restringida a los cauces fluviales poco encajados, desde el nivel del mar hasta los 1.600 metros, si bien en ocasiones puede criar en algunas vegas a distancia de estos cursos de agua.

Familia *Laniidae*

Paseriformes medianos de cola larga y plumaje contrastado con un antifaz negro. Conocidos como Alcaudones, son depredadores de insectos grandes, principalmente escarabajos y saltamontes, así como pequeños reptiles, aves o mamíferos. Tienen un pico muy fuerte terminado en un gancho para matar y desgarrar sus presas, aunque para ello además se ayudan de las espinas de árboles y arbustos que utilizan para ensartarlas. En ocasiones almacenan una despensa de estas presas clavadas en arbustos espinosos, que consumen más tarde. Localizan a sus presas desde posaderos elevados al descubierto, por eso es muy frecuente observarlos en las ramas más altas de árboles y arbustos o sobre cables y postes desde los que se dominen áreas de suelo despejado. Distribuidos sobre todo en el Viejo Mundo y en África, faltan en Madagascar y en Australia; algunas especies penetran en América del Norte. Se conocen actualmente unas setenta especies.

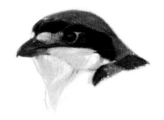

Alcaudón Común
Lanius senator

Longitud: 17-19 cm. Diseño inconfundible blanco y negro con píleo y nuca de color castaño rojizo. Los machos presentan todos los colores mucho más vivos que las hembras. Los jóvenes son parduzcos, con manchas que dibujan escamas y con el antifaz marrón. Está presente en todo tipo de ambientes en los que se mezclan áreas despejadas con acceso al suelo con algunos árboles o arbustos y otros tipos de posaderos elevados. Está en claros y bordes de bosque, dehesas, olivares, cultivos de frutales, sotos, etc., normalmente a no mucha altitud. Es fundamentalmente insectívoro aunque también incluye pequeños vertebrados en su dieta, sobre todo en invierno. Con frecuencia roba las presas a otras aves insectívoras. Los reclamos y las voces del canto son muy variados, siendo un muy buen imitador del canto de otras aves, que incorpora a su repertorio. Es estival. Nidifica prácticamente en toda la península, aunque es mucho más abundante cuanto más al sur y especialmente en los bosques abiertos y dehesas mediterráneas. En Granada se distribuye por toda la provincia, aunque se hace muy escaso más arriba de los 1.400 m.

Alcaudón Real Meridional
Lanius meridionalis

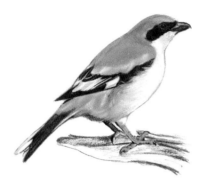

Longitud: 22-26 cm. Es mucho más grande que el común, con el dorso gris y negro y las partes ventrales color crema-rosado. Los juveniles son más pálidos y tienen el pecho barrado. Típico de medios muy abiertos con algunos árboles o arbustos altos dispersos, como pastizales, áreas de matorrales xéricos, estepas cerealistas con árboles o dehesas; evita las zonas muy humanizadas. No suele ascender mucho en las montañas, aunque llega a criar a 1.900 metros de altitud en Sierra Nevada. El reclamo más habitual es un «prrriiii» fuerte y largo. Aparte de un canto sencillo basado en repeticiones de notas fuertes parecidas a la anterior, produce un gorjeo más callado con imitaciones de otras aves. Es sedentario, con algunos desplazamientos locales o regionales. También llegan en invierno aves del norte. Se distribuye por toda la península a excepción de la franja cantábrica, Pirineos y el norte de Portugal, donde es muy escaso. En el resto nunca es abundante, y se hace más frecuente hacia el centro y suroeste. En Granada se le encuentra sobre todo en los cuadrantes nororiental y sudoccidental, que corresponden a zonas áridas de cultivos cerealistas, áreas de matorral estepario y encinares abiertos o carrascales, aunque también es fácil de encontrar en áreas de arbustos espinosos supramediterráneos en Sierra Nevada.

Familia *Cinclidae*

Las cuatro especies de que consta la familia se conocen como mirlos acuáticos y viven en cursos de agua de montaña. Es un grupo de aves muy curioso, aunque no presentan adaptaciones particulares o típicas de aves acuáticas, son capaces de capturar insectos bajo el agua. Mientras bucean o nadan se ayudan de las alas como remos, y también pueden caminar usando las patas para asirse a las piedras del fondo de las pozas o los rápidos mientras capturan larvas bajo el agua con el pico. Hay una sola especie en Europa.

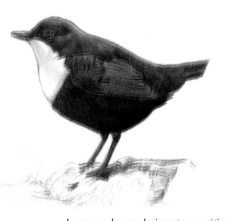

Mirlo Acuático
Cinclus cinclus

Longitud: 17-20 cm. Es fácil de reconocer por su aspecto y sus hábitos muy especializados. No hay ninguna otra ave española de coloración general castaño oscura y pecho y garganta blanco puro. Los jóvenes son más grisáceos y tienen el vientre y pecho barrados. Habita exclusivamente en cursos de aguas limpias poco profundas con sustratos de gravas o piedras en los que bucea en busca de insectos acuáticos. Se le puede ver posado en las rocas de la orilla o emergentes donde flexiona frecuentemente las patas, o volando velozmente en línea recta con rápidos batidos de alas a baja altura sobre el agua siguiendo el cauce. Construye el nido en repisas o grietas en las rocas de los ríos, frecuentemente detrás de cascadas. Muchas veces se le detecta por su reclamo, un fuerte «triiit» ronco que emite mientras pasa volando a gran velocidad. El canto es una serie de gorjeos cortos con el mismo tono estridente. Sedentario, con algunos movimientos altitudinales de los individuos que crían más alto. Está distribuido por todos los ríos y torrentes de la península con las características adecuadas, lo que es más frecuente en la mitad norte, en donde llega a criar hasta las proximidades del mar. En la mitad sur está más localizado debido a la escasez de cursos fluviales, y relegado a las montañas. En Granada es escaso, localizado en los cursos altos de los ríos en Sierra Nevada y algunos torrentes limpios a baja altitud en las sierras occidentales.

Familia *Troglodytidae*

La componen pequeños pájaros insectívoros de tonos pardos, pico largo y fino algo curvado, que se mueven de forma discreta en el interior de arbustos y matorrales, con frecuencia elevando la cola de forma muy típica. La familia está muy diversificada en América, aunque en Europa sólo existe una especie.

Chochín
Troglodytes troglodytes

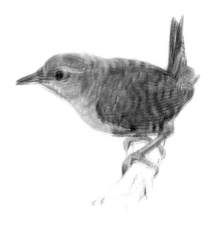

Longitud: 9-10,5 cm. Es fácilmente reconocible por su pequeño tamaño, cola muy corta que siempre lleva elevada y coloración marrón oscura. Muchas veces se ve una pequeña bola oscura que se mueve rápidamente entre las ramas bajas de zarzas y otras enredaderas, y que recuerda más a un pequeño ratón que a un ave. Normalmente se hace antes evidente por sus típicos reclamo (series de «tec» y «zerrrr» repetidos) y canto (un complejo trino de estructura muy constante y fácil de recordar), el segundo emitido con una potencia inesperada para su tamaño, y que en muchas ocasiones produce desde posaderos más expuestos, en las ramas más altas de arbustos y árboles. El macho construye varios nidos al principio de primavera como parte del cortejo. Los mejores machos pueden conseguir varias hembras simultáneamente. Anida en agujeros y grietas de paredes y rocas, o directamente sobre las ramas de los arbustos, utilizando musgo. El nido siempre tiene forma de bola con una pequeña entrada lateral. Sedentario en la mayor parte de Europa, llegan a nuestro país algunos individuos invernantes de los países más norteños, como un ejemplar con anilla sueca recuperado en Granada. Abunda en todos los bosques húmedos y jardines típicos del centro y norte de Europa, y de la España cantábrica. En el área mediterránea está más ligado a cursos de agua y bosques de montaña. En Sierra Nevada llega a criar de forma abundante en los piornales hasta los 2.200 metros de altitud.

Familia *Prunellidae*

Paseriformes típicos de montaña, su aspecto recuerda al de los gorriones, con manto de tonos marrones moteado de oscuro, pero tonalidades grises en la cabeza y el pecho, y pico afilado. Son aves típicas del suelo, donde se desplazan caminando (no a saltos) en busca de semillas y pequeños invertebrados. La familia está constituida únicamente por dos especies que se distribuyen exclusivamente en Eurasia.

Acentor Común
Prunella modularis

Longitud: 13-14,5 cm. Pájaro de plumaje muy modesto, lo reconoceremos más por la falta de rasgos distintivos, con aspecto de gorrión esbelto cuando se desplaza caminando lentamente en el suelo entre arbustos siempre cerca de vegetación espesa, donde se esconde alertado ante el menor ruido o movimiento. Sólo en primavera, cuando los machos cantan para defender el territorio, se hacen más visibles. Los machos forman curiosas coaliciones en las que dos defienden el mismo territorio en colaboración controlando los de una o varias hembras, y compartiendo la paternidad de las crías y sus cuidados, de acuerdo a una jerarquía establecida entre ellos. Habita en formaciones arbustivas densas, ya sea en el interior de bosques abiertos con sotobosque, setos de zonas de cultivo o jardines, o en brezales, piornales o enebrales de montaña. Muy extendido como reproductor en toda Europa y en la mayoría de altitudes en la franja norte de la península, se restringe a las montañas hacia el sur. En la mitad sur sólo nidifica en los piornales de alta montaña de Sierra Nevada, aunque en invierno llegan numerosos individuos del norte. Nuestra población es sedentaria aunque se desplaza en altitud.

Acentor Alpino
Prunella collaris

Longitud: 15-17,5 cm. Algo mayor que el común, destacan en su diseño un babero blanquecino con líneas negras, flancos con líneas gruesas castaño-rojizas y base del pico amarillenta. El reclamo típico es un «chirr-rip», «chru-chru-chrrip», frecuentemente emitido en vuelo; su canto es un gorjeo variado que a veces producen también las hembras. Es una especie restringida a los pastizales de alta montaña por encima de los 1.800 metros; sitúa el nido en roquedos y canchales. Es muy confiado, y a menudo acude a alimentarse de los restos de comida dejados por los excursionistas o esquiadores, a distancias de hasta menos de 1 metro de las personas. Forman grupos reproductores de varios machos y varias hembras que copulan todos con todos y defienden territorios en coalición frente a otros grupos. Habita en todos los grandes macizos montañosos del sur de Europa y Asia. En España cría en las cotas altas de Pirineos, Picos de Europa, Sistema Central y Sierra Nevada. En invierno desciende en altitud huyendo de la nieve y se mantiene en pastizales y roquedos de baja montaña bajo las zonas de cría (por ejemplo en arenales del Trevenque y los Alayos en Sierra Nevada) o se desplaza a otras montañas más bajas y roquedos costeros. No obstante algunos individuos pueden permanecer en las áreas nevadas, asociados a los refugios de montaña o estaciones de esquí, donde encuentran restos de comida de procedencia humana.

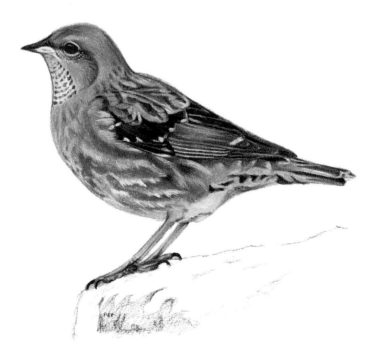

Familia *Silvidae*

Muy diversificada, con algo más de 300 especies, esta familia está constituida por aves de pequeño o mediano tamaño, distribuidas fundamentalmente en el Viejo Mundo. Tienen el pico muy fino y delgado, lo que se corresponde con una alimentación a base de insectos o de bayas o frutos tiernos. Suelen ser solitarias, excepto en invierno, y la mayoría de sus especies tienen cantos melodiosos, prefiriendo en general los arbustos y bosques cerrados y los bordes de los ríos. La coloración es muy poco variable, lo que dificulta en muchas ocasiones la identificación correcta de las especies.

Ruiseñor Bastardo
Cettia cetti

Longitud: 14 cm. Ave de colores poco llamativos, partes superiores de color pardo rojizo oscuro e inferiores de tonos grisáceos. Lista superciliar corta y clara. Cola redondeada en vuelo. Su carácter esquivo y su aspecto pueden dificultar su identificación y confundirlo con algún carricero o incluso con el ruiseñor común, aunque éste último es ligeramente más grande y más rojizo en las partes superiores. Su canto es muy característico, consiste en una serie de estrofas, muy sonoras y nítidas, que repiten «cuchí» o «quiuchí» varias veces y con la misma intensidad. Es frecuente en setos y bordes de arroyos o ríos.

Buscarla Unicolor
Locustella luscinioides

Longitud: 14 cm. Su parte superior es pardorrojiza oscura, no listada, y la parte inferior es blanca pardusca con los flancos ligeramente pardorrojizos. Luce una lista superciliar corta y difusa de color ocráceo. Se puede confundir con otras buscarlas o con algún carricero. Canta desde las partes superiores de los carrizos y emite un fuerte y penetrante «trrrrrrrrr» que recuerda al canto de un insecto. Es típica de los carrizales en donde anida. Hasta no hace mucho tiempo crió en las lagunas del Padul, actualmente sólo puede verse de paso por todas las zonas palustres de la provincia.

Carricerín Real
Lusciniola melanopogon

Longitud: 13 cm. Lo más característico es el píleo casi negro en contraste con la lista superciliar más blanca de extremo cuadrado en la nuca, mejillas de color pardo oscuro, garganta muy blanca y nuca y manto rojizos. Cola relativamente corta, que levanta frecuentemente. Como otras especies de este grupo, se puede confundir con otros carriceros, por lo que es necesaria una observación muy atenta de sus características. Su canto es un tenue y penetrante «ret» y un «chet» reiterativo y agrio. Vive en carrizales. No parece que críe en Granada, aunque los movimientos dispersivos acercan algunos individuos de otras poblaciones de la costa occidental hasta nuestras zonas húmedas (desembocadura del Guadalfeo y lagunas del Padul).

Carricero Común
Acrocephalus scirpaceus

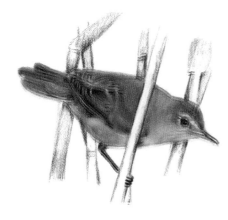

Longitud: 13 cm. Uniformemente pardo por encima, ligeramente rojizo en el obispillo y blancuzco en la zona ventral, con flancos ocráceos. Cabeza no listada y con la línea superciliar muy difuminada. Vuelos breves. Junto con el Carricero Tordal (bastante mayor) es el ave más frecuente en los carrizales, donde se desplaza trepando y saltando por los tallos. Durante la primavera tardía y el verano es muy típica la algarabía de numerosos individuos que producen un monótono «chirrí-chirrí-chirrí, cha-cha-cha» agudo. Abunda en las lagunas del Padul.

Carricero Tordal
Acrocephalus arundinaceus

Longitud: 16-20 cm. Aspecto similar al común, pero mucho más grande y robusto. El canto también tiene la misma estructura que el del común, pero es mucho más grave y potente: «trr-trr-trr-carrá-carrá-carrá-cre-cre-cre». Es estival; sus hábitos son también similares a la especie anterior, aunque necesita áreas de carrizos más altos y densos, por lo que se ve más afectado que el común por las quemas de carrizal que destruyen las masas de tallos altos y viejos. Más escaso y localizado, se extiende por toda Europa en los hábitat adecuados. También es habitual en esos medios en toda la Península; en Granada cría principalmente en las lagunas del Padul.

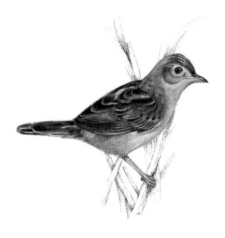

Buitrón
Cisticola juncidis

Longitud: 9 cm. Tiene el dorso y el píleo intensamente rayados, de color pardo oscuro, y el obispillo rojizo. La garganta y las partes inferiores son blancuzcas, no listadas, con tonos ocráceos en el pecho y flancos; la cola corta, bien redondeada, con las puntas de las rectrices externas blancas y negras. De carácter muy tímido, es difícil verlo, excepto durante los llamativos vuelos de canto en el periodo de cría, ya que entonces emite un agudo «chiipo-chiip-chiip» coincidiendo con cada ascenso. Vive en zonas abiertas pero con hierba alta, juncos, sembrados, normalmente próximo a zonas encharcadas. Construye un curioso nido de telarañas con forma de bolsa entre la maleza densa. En Granada se puede encontrar en los alrededores de las lagunas del Padul y otras zonas palustres, así como en la vega.

Zarcero Común
Hippolais polyglotta

Longitud: 12-13 cm. Sílvido de talla media, de coloración general verdosa, bastante amarilla en pecho y vientre. Es parecido a los mosquiteros, pero de mayor tamaño, más corpulento, pico mucho más robusto y a menudo levanta las plumas del píleo como los carriceros. Además carece de la larga línea clara superciliar que se extiende detrás del ojo de los mosquiteros. Tiene un canto bastante melodioso. Estival, de llegada tardía (a partir de la segunda quincena de abril), es típico de zonas de matorral denso, principalmente las asociadas a cursos de agua, como zarzales, pero también las formaciones arbustivas en claros o linderos de bosque, y setos en jar-

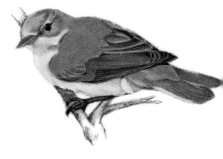

dines o cultivos. Distribuido exclusivamente por los países bañados por el Mediterráneo occidental, área en la que sustituye a otra especie próxima muy similar que se extiende por el resto de Europa (Zarcero Icterino). Es común en toda la península. En Granada es muy frecuente en las formaciones de ribera de los ríos y arroyos a cualquier altitud, así como en las masas de arbustos caducifolios (majuelos, agracejos, etc.) en claros y bordes de bosques supramediterráneos.

Zarcero Pálido
Hippolais pallida

Longitud: 12-14 cm. Zarcero de coloración general pardo-grisácea. Recuerda a un carricero común, del que se distingue por sus tonos apagados, especialmente por la ausencia del color castaño rojizo que los carriceros tienen en el obispillo, así como por la cola cuadrada y por la voz. La carencia de tonos verdes o amarillos le distingue del zarcero común y el mosquitero papialbo (con panel alar y obispillo amarillo verdoso). También podría confundirse con la curruca mosquitera, que tiene un pico bastante más corto y fuerte, aunque esta última no nidifica en Granada, por lo que sólo coincidirán ambas especies en un corto periodo durante las migraciones. Es estival, de llegada tardía. Especie típica de orlas de vegetación de ríos y arroyos que atraviesan zonas áridas, principalmente tarajales y cañaverales, aunque también en olivares y naranjales, se distribuye por los países ribereños del Mediterráneo, Asia central, norte de África y parte del África central. En la península está presente sólo en el tercio sur, Comunidad Valenciana y Cataluña. En Granada está restringida a los ríos y arroyos con tarays y cañas en el termomediterráneo, por ejemplo en el valle de Lecrín, donde es tan abundante como el común.

Curruca Mirlona
Sylvia hortensis

Longitud: 15 cm. Es una curruca grande. Recuerda un poco a la curruca capirotada. Partes superiores de color pardo grisáceo, región ventral blanquecina con tintes rosados. Cabeza con pico destacado para una curruca, ojos característicos amarillos, capirote negro mate que comienza por debajo del ojo y llega hasta el cogote. El capirote mate, en lugar de lustroso, y los

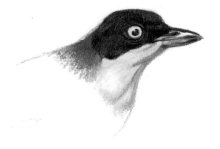

ojos pajizos la diferencian de la cabecinegra, que además es bastante menor y más delgada; las rectrices primarias blancas la diferencian de la curruca capirotada. Su canto es melodioso, parecido al del mirlo. Es una curruca principalmente arbórea aunque anida en arbustos y ramas bajas. En Granada cría en los olivares, en encinares abiertos con matorral y en las formaciones de arbustos caducifolios, robledales y pinares de montaña en Sierra Nevada y otras sierras de la provincia. No obstante, es una especie bastante escasa en todos los medios.

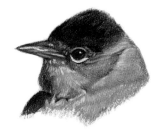

Curruca Capirotada
Sylvia atricapilla

Longitud: 14 cm. La caracteriza sobre todo el capirote negro lustroso que no sobrepasa la mitad inferior del ojo. El plumaje es casi uniformemente pardo grisáceo, gris ceniza en los lados de la cabeza y región ventral. Las hembras tienen el píleo o capirote de color marrón y su coloración es más parda que la del macho. Su voz es muy característica y consiste en la repetición de un «tec-tec»; emite también un gorjeo muy variado en notas. Vive fuera de los bosques, en zonas con maleza, setos, hiedras, zarzas, etc., en donde anida. Su alimentación es básicamente frugívora en otoño e invierno y se puede ver con mucha frecuencia, sobre todo en invierno, en jardines y parques urbanos, aunque nuestras sierras también albergan una importante población reproductora que se concentra en las laderas húmedas de los valles y en los bordes de los ríos.

Curruca Zarcera
Sylvia communis

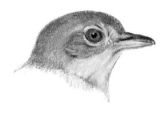

Longitud: 14 cm. El macho tiene un capirote gris pálido que alcanza la nuca y debajo del ojo. Su garganta es de color blanco; tiene el dorso de color pardo e inferiores ocráceas y rosado-pálido; las alas, de color pardo. Muy activo, suele llevar algunas plumas de la cabeza erguidas a modo de cresta, y levanta continuamente la cola. Produce un repetido «chec» que puede unir a otros sonidos como un ronco «chrr» desde los arbustos o en vuelo. Prefiere hábitat abiertos con arbustos, zarzas o matorrales, en donde anida. Estival, en Granada sólo nidifica en formaciones de arbustos caducifolios en el límite superior de los bosques de montaña, aunque puede verse más frecuentemente en las vegas en época de paso.

Curruca Cabecinegra
Sylvia melanocephala

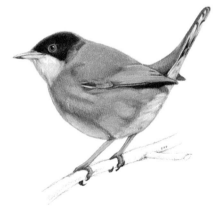

Longitud: 13 cm. Es una de las más pequeñas. Se caracteriza por los ojos de color rojo, lo que se debe al anillo ocular y no tanto al iris, y por un capirote negro que ocupa claramente desde debajo del ojo hasta el píleo y la nuca. Garganta blanca y el resto del cuerpo de color gris ceniza, algo blancuzco en la región ventral. Cola con rectrices externas blancas. La hembra es de coloración más pardusca y el capirote es de color pardo grisáceo, algo más oscuro que el dorso. De carácter inquieto esta especie suele encontrarse frecuentemente en los matorrales en espacios abiertos o en el sotobosque. Emite un ruidoso «cha-cha-cha-cha». Abunda mucho en la provincia.

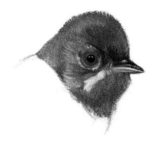

Curruca Carrasqueña
Sylvia cantillans

Longitud: 12 cm. De pequeño tamaño, se caracteriza por su larga cola y el pecho y partes inferiores de color ocre rojizo en el macho. Bigotera blanca muy nítida y partes superiores de color gris ceniza. Rectrices externas de color blanco. Anillo ocular rojizo. La hembra es un poco más apagada, con las partes superiores de color pardo grisáceo. Su comportamiento es similar al de la Curruca Rabilarga, es decir, despliega y alza la cola en lo alto de los arbustos, aunque ésta es más corta. Su voz es un duro «chec-chec» que se puede confundir con el de la Curruca Capirotada aunque es un poco más suave y pausado. Vive y anida en zonas de matorral o arbustos bajos o en claros de bosques. En Granada puede encontrarse en encinares meso o supramediterráneos con sotobosque, aunque sobre todo es muy abundante en los matorrales (espinares y piornales) y en los claros y límite superior de los robledales y pinares naturales en Sierra Nevada.

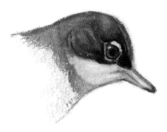

Curruca Tomillera
Sylvia conspicillata

Longitud: 13 cm. Se parece a la Curruca Zarcera, de la que se diferencia por la garganta blanca que contrasta más fuertemente con el pecho y con la cabeza, que es más oscura que en la otra especie. Su píleo es gris pizarra, color que se extiende hasta debajo de los ojos y la nuca. Las alas son de color pardo rojizo brillante; el pecho y los flancos, de color rosado; los ojos, con el anillo ocular blanco; la cola, grisácea con rectrices externas blancas. Las hembras tienen la cabeza de tono marrón. Vive en tomillares, matorrales áridos y bordes de marismas. Escasa en Granada, puede observarse en algunos matorrales de artemisia de la hoya de Guadix-Baza, con frecuencia en los matorrales del Temple, y también, aunque más escasa, en romerales y espartales abiertos de la baja montaña, así como en piornales de alta montaña de Sierra Nevada y Sierra Tejeda.

Curruca Rabilarga
Sylvia undata

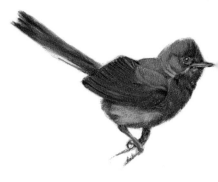

Longitud: 13 cm. Tiene la cola especialmente larga, lo que es una característica muy destacada. Las plumas del píleo las lleva con frecuencia erizadas. Su pecho es de color pardo púrpura, con la garganta moteada de blanco sobre fondo púrpura. La cabeza y región dorsal, de color gris oscuro; el anillo ocular, de color rojo. Las hembras son similares pero con tonos más apagados. Se puede confundir con la Curruca Carrasqueña. Es característico de esta especie su carácter retraído, que la lleva a ocultarse enseguida en el interior de los matorrales. En ocasiones se puede ver encima del matorral elevando repetidamente la cola y realizando cortos vuelos de una planta a otra. No es rara en matorrales de la provincia de Granada.

Mosquitero Común o Ibérico
Phylloscopus collybita/brehmii

Longitud: 10-12 cm. Es pequeño, con el pico fino y corto, de tonos superiores marrones verdosos o grisáceos e inferiores pálidos algo amarillentos. Se parece mucho al mosquitero musical, pero tiene un aspecto más delicado, con el pico más fino, las patas oscuras y tonos generales más oscuros; la lista superciliar clara suele estar menos marcada que en el musical y es más corta; también tiene las alas más cortas, lo que se aprecia comparando la longitud de primarias y terciarias con el ala cerrada (proyección primaria

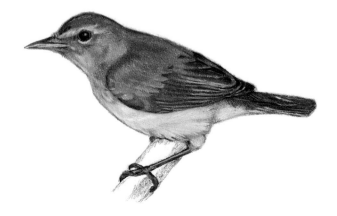

menor que terciarias). Se mueve constantemente a saltos por las ramas de árboles y arbustos picoteando pulgones y otros pequeños insectos en los brotes y el envés de las hojas, o dando cortos vuelos para atrapar a las pequeñas moscas y mosquitos que revolotean junto a las plantas. El reclamo es un suave «huit» producido a intervalos. Hoy día se considera que existen dos especies distintas: *P. collybita* y *P. brehmii*; los reproductores ibéricos principalmente son de la segunda. El canto típico de *collybita* es un «chif-chaf-chif-chaf-chif-chaf...» repetido, mientras que el de *brehmii* termina con una serie rápida de silbidos «suit-suet-suit-sitititit». Distribuido por toda Europa, Asia y África noroccidental, en la península parece que crían las dos especies, principalmente *brehmii* y sobre todo en el cuadrante noroccidental. En Granada son especies muy escasas como reproductoras, pero parecen estar presentes las dos en los bosques naturales de *Pinus sylvestris* de Sierra Nevada (Trevenque y aledaños). En invierno se hace muy abundante, con el aporte de migradores provenientes del centro y norte de Europa.

Mosquitero Musical
Phylloscopus trochilus

Longitud: 11-12,5 cm. Es muy parecido al común, pero algo mayor, más pálido, con el pico más largo y fuerte, las patas claras y una proyección primaria de longitud similar a las terciarias. El reclamo es más largo y disilábico que el del común, «yuuiiit», y el canto más variado y musical. Su distribución y sus hábitos son similares a los del común, aunque es muy escaso como reproductor en los países mediterráneos (en España sólo viven en la cordillera cantábrica muy pocas parejas), pero los atraviesa en gran número en sus migraciones. No permanece en invierno en la península, por lo que todos los mosquiteros observados en pleno invierno deben ser comunes, y los observados en plena época de cría, o comunes o más probablemente papialbos.

Mosquitero Papialbo
Phylloscopus bonelli

Longitud: 10,5-12 cm. Se distingue de las dos especies anteriores por tener las partes inferiores llamativamente blancas y el dorso bastante pálido (grisáceo) a excepción del obispillo, bordes de la cola y un panel alar verde-amarillento. Su reclamo es muy típico, un «tuuiiii» largo disilábico acentuado al final; su canto, también muy típico, una rápida repetición de una nota sibilante, «svi-svi-svi-svi-svi-svi». Es estival y cría en el sur de Europa, Asia menor y noroeste de África. Se distribuye por toda la península, en todo tipo de bosques; en el sur se limita a los bosques de montaña, y en Granada es especialmente abundante en encinares, melojares, acerales y pinares naturales de Sierra Nevada. Se alimenta en la copa de árboles y arbustos altos, pero construye un nido en forma de bola en el suelo del bosque, bajo alguna rama caída, cepellón de hierba o pequeña piedra. Aparte de las especies de mosquiteros descritas, pueden pasar por Granada algunos mosquiteros silbadores (*P. sibilatrix*) en migración.

Reyezuelo Listado
Regulus ignicapillus

Longitud: 9 cm. Es un ave tan pequeña que pasa inadvertida. Su coloración es relativamente modesta, con excepción del píleo, que presenta una línea naranja brillante en los machos y amarillenta en las hembras, entre dos líneas paralelas negras. Su dorso es verde, con las alas oscuras de bordes blancos, las partes inferiores claras y el pecho ligeramente pardo. Prefiere los bosques, aunque también se puede encontrar entre la vegetación baja y la maleza de zonas encharcadas. Construye nidos suspendidos en el extremo de ramas de árboles, generalmente coníferas. Escasea en la provincia de Granada, aunque está presente en la mayoría de los bosques de montaña, principalmente pinares y encinares.

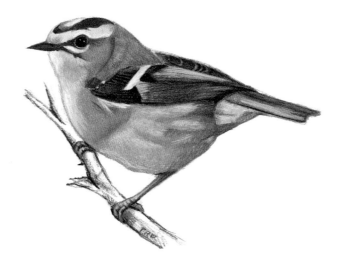

Familia *Muscicapidae*

Familia muy numerosa y heterogénea con alrededor de 280 especies en todo el mundo. De pequeño o mediano tamaño, tienen el pico algo comprimido en la base, en donde apuntan numerosas y pequeñas cerdas. Su plumaje es suave y delicado, sin coloridos especialmente llamativos. Suelen tener cantos melodiosos. Viven particularmente en zonas húmedas y arboladas o con cerrados arbustos. Se alimentan sobre todo de insectos. Esta familia está presente en todas las zonas templadas y cálidas del Viejo Mundo. En nuestra provincia es una de las más importantes.

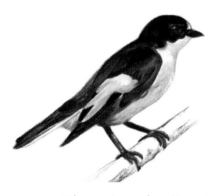

Papamoscas Cerrojillo
Ficedula hypoleuca

Longitud: 13 cm. Es muy característico en el macho su plumaje primaveral, con la cabeza y las partes superiores de color negro, y la frente, partes inferiores, mancha alar y lados de la cola de color blanco. En plumaje invernal es similar a la hembra, de tonos pardo oliváceo por encima, ocráceo en la región ventral y manchas alares más pequeñas. Su canto consiste en dos notas que suben y bajan, junto con un agudo «suvi-suvi-suvi-su». Especie forestal, puede verse por doquier durante los pasos migratorios. Anida en orificios de árboles, muros, etc., aunque tiene preferencia por las cajas anidaderas cuando las tiene disponibles. En Granada sólo se reproduce ocasionalmente, pero es muy frecuente durante las migraciones.

Papamoscas Gris
Muscicapa striata

Longitud: 14 cm. Se reconoce por su plumaje pardo ceniciento, el píleo moteado y el pecho blanquecino ligeramente moteado. Las patas y el pico son de color negro. Es estival y de costumbres solitarias, suele verse en posaderos, desde donde caza insectos al vuelo. Su canto se compone de varias notas finas y rápidas: «chip-chip-chi-chitib-chisit». Vive en bordes de bosques, jardines y parques y anida tanto en edificios como en árboles o hiedras. En Grana-da es muy común en las forma-

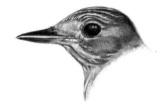

ciones de ribera de todos los ríos, en zonas ajardinadas con árboles grandes y en bordes de bosques caducifolios de montaña.

Familia *Turdidae*

Extensa familia con unas 300 especies conocidas, actualmente se encuentra en todo el mundo, excepto en las regiones árticas y la Polinesia. En general son aves de tamaño medio, insectívoras, con el pico relativamente largo y robusto. Ágiles voladores y de hábitat muy diver-sos, buena parte de sus especies viven en bosques no muy densos o en praderas y zonas estepáricas. En algunos casos forman bandadas de cientos de individuos. Suelen estar dotados de cantos melodiosos.

Tarabilla Común
Saxicola torquata

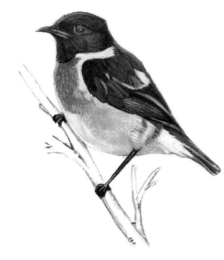

Longitud: 13 cm. De aspecto rechoncho, es muy característico y fácil de identificar, tanto por su diseño, con un marcado collar blanco que no se cierra en la nuca, como por su costumbre de posarse en postes de cercas o en matorrales o arbustos erguidos. El macho tiene, además del collar, la cabeza, el dorso y las alas de color negro, una lista alar blanca y el obispillo blanco, muy visibles en vuelo. Su región ventral es de color castaño y ocráceo. En invierno los machos se parecen a las hembras, que son pardo oscuro en el dorso y ocráceo en el pecho y los flancos y sin collar. Es sedentario y prefiere las zonas abiertas, prados, vegas o juncales. Es muy frecuente en páramos, matorrales y vegas de Granada a cualquier altitud.

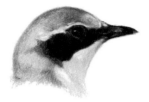

Collalba Gris
Oenanthe oenanthe

Longitud: 15 cm. Todas las collalbas se caracterizan por la presencia de una T invertida en la cola, de color negro sobre fondo blanco, muy visible y característica en vuelo. Esta especie se caracteriza por una marcada línea negra que atraviesa el ojo como si de un antifaz se tratara; el píleo, la nuca y el dorso de color gris ceniza; las alas negras; el pecho ligeramente ocráceo; el vientre blanquecino. La hembra no tiene el antifaz, por lo demás es muy similar. Vive en terreno abierto, generalmente en montaña a partir de los 2.000 metros de altitud. Su vuelo es inquieto, aunque ligeramente confiado. Muy territorial, está siempre erguido en posaderos controlando la presencia de otras aves en su territorio. Cría en agujeros profundos entre las rocas. Es estival.

Collalba Rubia
Oenanthe hispanica

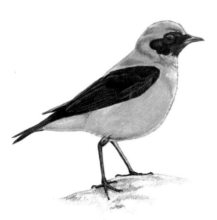

Longitud: 14,5 cm. Es un ave de cuerpo ocráceo, más claro en la región ventral. Tiene el antifaz y las alas de color negro, y el píleo y el obispillo más claros que el resto del dorso. En algunos casos el color ocre es tan claro que da la apariencia de ser un ave blanca y negra. Las hembras son de tonos más apagados y sin el antifaz. Se encuentra en zonas estepáricas a menor altitud que la Collalba Gris. Es frecuente en las dehesas de Guadix y Baza. Cría en agujeros entre las rocas. Es estival.

Collalba Negra
Oenanthe leucura

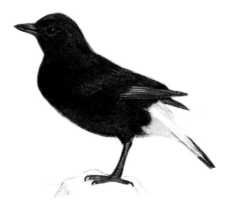

Longitud: 18 cm. Muy característica por el color negro, excepto el obispillo y el fondo de la cola. La hembra es muy similar, pero de color marrón oscuro. Se puede encontrar en el mismo hábitat que la Collalba Rubia, aunque prefiere las rocas en lugar del llano. Anida en cuevas o grandes agujeros en paredes, a veces a gran distancia del suelo. Es característico en esta especie que los nidos se encuentren rodeados de piedras que transporta el macho, una vez emparejado, como exhibición ante la hembra. Vive prácticamente en cualquier tajo o zona rocosa por debajo de los 2.000 metros, y es sedentaria.

Alzacola
Cercotrichas galactotes

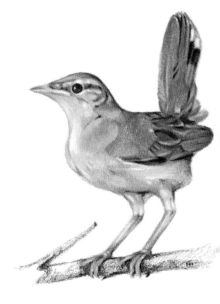

Longitud: 15 cm. Se reconoce rápidamente por la larga cola en abanico, de color castaño con una vistosa franja negra y blanca en el borde. Sus patas son relativamente largas. Es pardorrojiza en la región dorsal. Línea superciliar de color crema claro y partes inferiores de color crema claro. Se hace ver posada en arbustos o en el suelo con las alas colgantes y la cola desplegada, que bate verticalmente. Su canto recuerda al de una alondra y se posa para emitirlo en puntos muy visibles. Vive en espacios abiertos del litoral. Anida entre palmitos o cercados densos. Es estival.

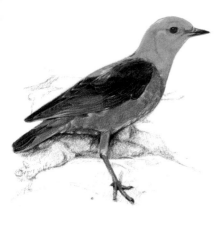

Roquero Rojo
Monticola saxatilis

Longitud: 19 cm. El macho es muy característico por el pecho y el vientre de color rojo algo apagado. El dorso es gris azulado, igual que la cabeza, la garganta y el cuello, y la cola de color castaño. La hembra es de tonos parduscos jaspeados. Podemos encontrarla en los roquedos de la mayor parte de las montañas, incluso por encima de los 2.000 metros, aunque su carácter esquivo y solitario obliga a largos periodos de espera. Anida en orificios en las paredes rocosas. Es estival.

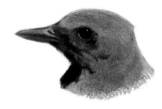

Roquero Solitario
Monticola solitarius

Longitud: 20 cm. Se parece a un mirlo, pero su hábitat, siempre en zonas rocosas y no boscosas como el mirlo, así como el color gris azulado, que de lejos parece negro, y el pico casi negro y no naranja como el mirlo, son características muy válidas para diferenciarlos. La hembra es pardo azulada, más clara por debajo y finamente listada de pardo grisáceo. Solitario y tímido, es más frecuente y más fácil de observar que el Roquero Rojo, en casi todas las montañas más o menos áridas y rocosas, especialmente en los cortados, desde el nivel del mar hasta los 2.000 metros. Es sedentario.

Colirrojo Tizón
Phoenicurus ochruros

Longitud: 14 cm. Lo más característico es su cola rojo vinagre, muy visible en vuelo. El macho es de color negro azabache, con el píleo gris ceniza y algunas plumas blancas en el ala, visibles en vuelo. La hembra es de color pardo

157

grisáceo, con la cola anaranjada. Las patas son negras en ambos sexos. Prefiere zonas rocosas o zonas altas de las montañas, donde comparte el espacio con las collalbas. Anida en agujeros poco profundos en las rocas. Sedentario, en invierno baja hasta el nivel del mar; es muy frecuente en barrancos y montañas.

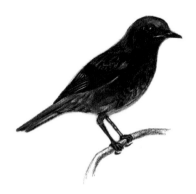

Colirrojo Real
Pheonicurus pheonicurus

Longitud: 14 cm. El macho tiene la garganta y una línea por debajo de la frente negras, la frente blanca, el pecho y el vientre rojos, el dorso y las alas grises, la cola y el obispillo rojizos. La hembra y el macho en invierno son de color grisáceo con la garganta pálida. Prefiere las zonas boscosas o arboladas. Anida en agujeros de árboles, muros o ruinas. Más escaso que el anterior, se puede ver en la época de migración en las vegas y cultivos arbóreos. Puede que nidifique en la provincia de forma infrecuente.

Petirrojo
Erithacus rubecula

Longitud: 14 cm. De aspecto rechoncho, destaca por su pecho y garganta de color rojo y sus grandes y vivos ojos negros. Las partes superiores son de color oliváceo y el resto blanquecino. Su cola es de color pardo oscuro. Ambos sexos son muy parecidos. Fácil de observar en zonas boscosas o de arbustos en los claros de los bosques, jardines y parques urbanos, es bastante confiado. Su reclamo es también característico pues consiste en un repetido «tic-

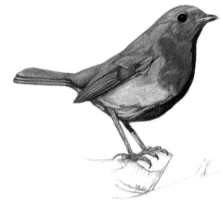

tic-tic». Sedentario en nuestra provincia y en general solitario, en invierno puede volverse más abundante y gregario al reunirse ejemplares procedentes de regiones más elevadas en altitud o en latitud.

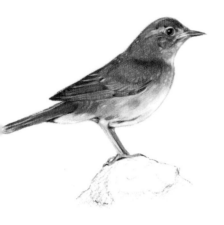

Ruiseñor Común
Luscinia megarhynchos

Longitud: 16 cm. Se puede confundir con el Ruiseñor Bastardo o con algún carricero. Se distingue por su cola de color castaño pardusco y su canto. Las partes superiores son de color pardo intenso y las inferiores pardo blancuzco. Escondidizo y solitario se le localiza normalmente más por su canto que por contactos visuales. El canto es recio y melodioso, con un juego amplio de notas que repite varias veces. Las más típicas son un grave y sonoro «choqui-choqui-choqui» y un lento «piupiu-piu». Canta de día, pero fundamentalmente de noche, normalmente desde la espesura de las zarzas o arbustos densos de los bordes de ríos en donde se refugia y anida. Es frecuente en verano en la mayoría de los bosques de galería e incluso en zonas urbanas.

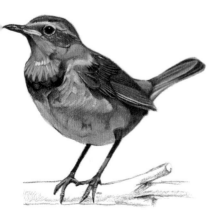

Pechiazul
Cyanosylvia svecica

Longitud: 14 cm. El macho se distingue muy fácilmente por tener la garganta azul, festoneada de negro y con una mancha central de color rojo. La hembra es más modesta y tiene sólo un collar pardo oscuro en forma de U. Ambos tienen algunas plumas de color castaño en la base, muy visibles por la costumbre de agitar la cola y desplegarla. La región ventral es blanca y el dorso, incluida la cabeza, de color pardo oliváceo. Frecuenta zonas densas de matorral pero próximas a lugares pantanosos. Es invernal y en Granada puede verse en la laguna del Padul, la desembocadura del Guadalfeo y en algunos otros ambientes palustres de la provincia.

Mirlo Capiblanco
Turdus torquatus

Longitud: 24 cm. Fácil de confundir con el Mirlo Común o el Roquero Solitario, se identifica por su hábitat y por poseer una mancha blanca en forma de media luna en el pecho y el plumaje, que aunque es negro está moteado de blanco en las partes inferiores. Estos detalles se ven sólo con buena iluminación o a corta distancia. En Granada aparece en otoño e invierno en zonas altas, alrededor de los 2.000 metros, en bandadas a veces muy numerosas; se alimenta de las bayas de los enebros. En estas circunstancias es difícil encontrar ninguna de las otras dos aves mencionadas.

Mirlo Común
Turdus merula

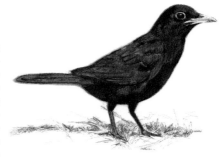

Longitud: 25 cm. Se caracteriza por su color negro azabache uniforme y el pico de color amarillo naranja, especialmente el de los machos. Las hembras son de color oscuro en las zonas superiores y pardo rojizo en las inferiores, con algunas plumas más oscuras en la garganta y el pico menos rojizo. Poseen un fuerte reclamo de alarma, lo que constituye una característica diferencial para con el Roquero Solitario o el Mirlo Capiblanco. Al amanecer o al atardecer, especialmente en época de cría, tienen un canto muy melodioso y aflautado. Aunque también es frecuente en bosques, cerca de las riberas, es una de las aves más urbanas, pues aparece en jardines privados y parques urbanos. Anida entre la maleza o las ramas bajas de los árboles. Es sedentario.

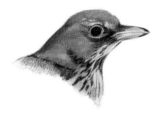

Zorzal Real
Turdus pilaris

Longitud: 25 cm. Se distingue de otros zorzales por la cabeza y el obispillo de color gris pálido, el dorso castaño y la cola casi negra. Tiene la garganta y el pecho amarillo rojizo listado de negro y los flancos profusamente moteados de negro. En vuelo, el obispillo es gris azulado y las alas blancas por la cara inferior. Gregario como el resto de los zorzales, es un visitante del invierno. Su hábitat son los bosques, aunque en invierno prefiere lugares abiertos y praderas. Se ve raramente.

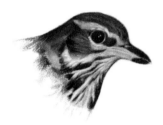

Zorzal Alirrojo
Turdus iliacus

Longitud: 21 cm. Lo más característico son sus flancos y axilas de vivo color castaño rojizo, muy evidentes en vuelo. Tiene el pecho y los flancos listados, no moteados. Además, la línea superciliar de color marrón claro lo diferencia de otros zorzales. El dorso es de color pardo oliváceo. No es el más frecuente de los zorzales que nos visitan, pero no es raro. Aparece sólo en invierno.

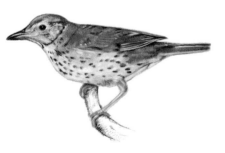

Zorzal Común
Turdus philomelos

Longitud: 23 cm. Sus partes superiores son de color pardo uniforme, el pecho y los flancos tienen tonos amarillentos ocráceos con un moteado muy pequeño en forma de punta de flecha. En vuelo, las alas son anaranjadas por la cara inferior. Es el más frecuente de los zorzales que nos visitan. Se encuentra en zonas arboladas y de matorral. Al atardecer se agrupa en bandadas numerosas para ir a los dormideros. Es invernante.

Zorzal Charlo
Turdus viscivorus

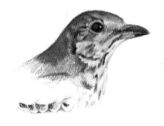

Longitud: 27 cm. Es el mayor de los zorzales y se distingue de las otras especies, además de por su tamaño, porque tiene las partes superiores pardo-grisáceas y las inferiores profusamente motea-das sobre un fondo blanqueci-no. En vuelo las alas son blancas en su cara inferior pero se diferen-cia del real por tener el dorso grisáceo en lugar de castaño, el obispi-llo gris pardusco y el pecho blancuzco y moteado en lugar de estria-do. Es sedentario y en Granada es frecuente en los bosques y cultivos arbóreos de montaña. Se alimenta en campos abiertos y praderas, pero anida y se refugia en las zonas boscosas.

Familia *Paridae*

La constituyen aves de pequeño o mediano tamaño de aspecto delicado, con el pico corto y cónico, los dedos cor-tos y las uñas ganchudas, que les ayudan a agarrarse en ramitas muy finas y a adoptar posturas acrobáticas mien-tras buscan alimento en los árboles. Arborícolas por exce-lencia, suelen moverse en grupos, a veces muy numerosos. Las sesenta y dos especies conocidas viven prácticamente en todo el mundo con excepción de América del sur, Nueva Guinea, Madagascar y Polinesia.

Mito
Aegithalos caudatus

Longitud: 13 cm. Lo más llama-tivo de esta especie es su larga cola, en comparación con su pequeño cuerpo. La cabeza tiene una lista superciliar ancha y oscu-ra que le llega hasta la nuca, sobre un fondo blanquecino, con algu-nas líneas oscuras en las mejillas. El píleo y la garganta son blancos. El dorso de la subespecie que vive en Andalucía es grisáceo y el vien-tre blanquecino, algo rosado hacia la parte posterior. La cola es oscura, con rectrices externas blancas. Suelen formar grupos de una decena de individuos, que se mezclan en ocasiones con otros pári-dos. Muy activos entre las ramas de encinas o quejigos, acompañan su

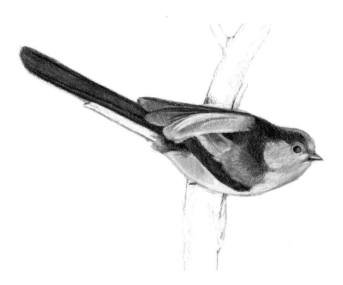

actividad de un reclamo muy fino y característico, una especie de «sii-sii-siu» o también «tsii-tsii-tsii», que los delata incluso antes de verlos. Muy confiados, se acercan al observador sin preocupación. Bosques y sotos frondosos son sus hábitat característicos. Sus nidos, en forma de pelota, los hacen con musgo en arbustos o en los árboles.

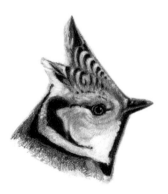

Herrerillo Capuchino
Parus cristatus

Longitud: 11,5 cm. Se caracteriza por su pequeño tamaño, el color blanquecino de su vientre y la cresta salpicada de negro. La cabeza está enmarcada por una banda negra que bordea la garganta y el cuello. Una línea negra parte del ojo hacia la nuca sobre un fondo gris muy claro. Tiene el dorso de color pardo grisáceo. En la provincia de Granada es escaso y se encuentra en pinares y a veces en bosques mixtos. Su reclamo recuerda al de los mitos. Anida en agujeros de los árboles.

Herrerillo Común
Parus caeruleus

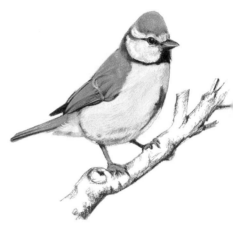

Longitud: 11,5 cm. Más frecuente que el anterior, se diferencia de éste por la ausencia de cresta y por ser más policromado. Tiene el pecho amarillo, con un estrecho babero negro que no alcanza la garganta; la cabeza blanquecina, con una mancha azul en la frente, una línea negra que atraviesa el ojo y llega hasta la nuca y otra línea inferior que parte de la garganta, rodea las mejillas y se une a la anterior en los oídos; el píleo blanquecino, el dorso gris verdoso, las alas y la cola azules. Recuerda un poco al diseño de un carbonero, del que se diferencia porque el babero es más estrecho y no llega hasta la garganta. En pequeños grupos, a veces acompañado de otros páridos, es frecuente en bosques caducifolios, sobre todo en invierno y primavera. Puede verse también en parques urbanos. Anida en pequeños agujeros de los árboles o de muros.

Carbonero Garrapinos
Parus ater

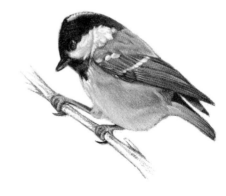

Longitud: 11,5 cm. Se caracteriza por la mancha negra del píleo y la frente, con la nuca blanca rodeada de una lista negra que desciende lateralmente hasta el cuello. La garganta es negra. No presenta el collarín del Carbonero Común ni del Herrerillo Común. El pecho es de color blancuzco con los flancos de color ocre, sin ningún tipo de babero; el dorso, gris azulado, igual que las alas. Tiene preferencia por las coníferas. En la provincia es el párido más abundante en pinares de montaña. Anida en agujeros de árboles y de rocas.

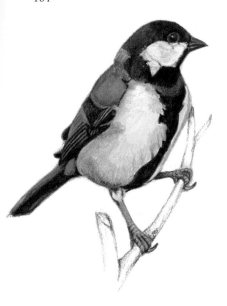

Carbonero Común
Parus major

Longitud: 14 cm. Es el mayor de nuestros páridos, se caracteriza por el marcado y ancho babero negro que atraviesa el pecho y el vientre desde la garganta y que se destaca sobre un fondo amarillo azufrado. Su cabeza es negra excepto las mejillas, que son blancas. Tiene el dorso de color verdoso, y las alas y la cola azules. Es seguramente el párido más abundante en la provincia de Granada. Frecuente en zonas arboladas, urbanas o naturales, busca el alimento en posiciones acrobáticas, muy frecuentemente boca abajo y colgando de finas ramas, como los herrerillos. Su reclamo es muy característico, «tsitsipi-tsitsipi», aunque puede imitar el canto de otras aves forestales. Anida, como el herrerillo, en agujeros de troncos y muros.

Familia *Certhiidae*

De pequeño tamaño, se caracterizan por un pico delgado, largo y en general curvado. Trepan y corren ágilmente por troncos y ramas, pero siempre de abajo para arriba, lo que los diferencia de los trepadores, no presentes en Granada pero sí en otras zonas de Andalucía, porque éstos pueden moverse por los troncos en todos los sentidos. Únicamente se conocen seis especies, extendidas por casi todo el mundo excepto en Sudamérica y Madagascar.

Agateador Común
Certhia brachydactyla

Longitud: 12,5 cm. Su color marrón, muy moteado en las partes superiores, lo camufla con los troncos; sus partes inferiores son claras, casi blanquecinas, con los flancos parduscos. La cola con las puntas rígidas le ayuda a desplazarse a lo largo de los troncos, de forma muy parecida a como lo hacen los pájaros carpinteros. Presente siempre en zonas arboladas, es difícil de observar ya que realiza cortos vuelos de árbol en árbol, sobre los cuales está siempre sobre troncos o ramas gruesas. A veces se delata por su canto, que consiste en un rítmico y sonoro «tiit-tiit-tiit-tiiteroititt» o un agudo «srij».

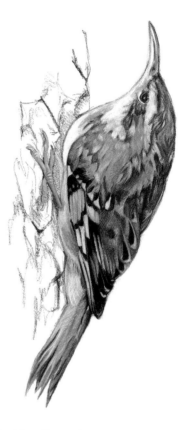

Familia *Emberizidae*

La componen aves de reducidas dimensiones, tronco alargado y porte elegante, granívoros con pico corto de base ancha y con los márgenes un poco plegados hacia dentro de tal manera que, incluso con el pico cerrado, los bordes no entran en contacto. Los machos de la mayoría de las especies tienen una coloración brillante o con dibujos contrastados. Anidan en árboles, arbustos o incluso en el suelo. Casi doscientas especies se distribuyen por todo el mundo, excepto Australasia y Madagascar.

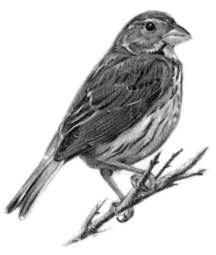

Triguero
Emberiza calandra

Longitud: 18 cm. Se parece a una hembra de gorrión común, aunque bastante más grande y robusto y con color intensamente rayado. Su coloración es pardusca, con las partes superiores más oscuras que las inferiores. Tiene la cola larga y sin manchas blancas, igual que las alas, y el pico rechoncho y amarillento. Ambos sexos tienen el mismo aspecto. En vuelo suele dejar las patas colgando. Se encuentra en áreas abiertas, páramos o estepas. Anida entre los cardos o en pasto alto. Es frecuente durante el verano; en invierno, la migración de parte de su población y el agrupamiento en bandos grandes hace más difícil su localización.

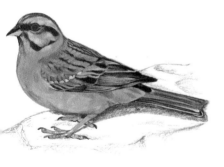

Escribano Montesino
Emberiza cia

Longitud: 16 cm. Es característico por la garganta y la cabeza de color gris ceniza, con finas listas negras en el píleo y otras por debajo y a través del ojo. Sus partes superiores son de color castaño listadas de negro, y el obispillo castaño sin listas; las partes inferiores, de color castaño ocráceo. La hembra es ligeramente más apagada y más parda. Le gustan las zonas aclaradas de los bosques, pero sin separarse mucho de ellos. Es frecuente en el bosque de la vereda de la Estrella. Anida en el suelo o cerca de él.

Escribano Soteño
Emberiza cirlus

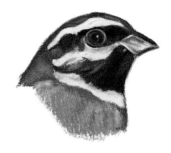

Longitud: 16 cm. El macho tiene las partes inferiores amarillas con una banda pectoral verdosa, la garganta negra y los flancos listados. La cabeza es de color verde oliváceo con el píleo oscuro, y tiene listas amarillas por encima y por debajo del ojo y una lista negra entre ellas. El dorso y los laterales del pecho son de color castaño. Las hembras y los jóvenes tienen una coloración más apagada. Frecuenta sotos y arbustos en las orillas de los ríos, claros de bosques y terrenos cultivados. En Granada, aunque no es muy abundante, puede encontrarse en espinares y sotos de zarzas de la sierra de Huétor o Sierra Nevada.

Escribano Palustre
Emberiza schoeniclus

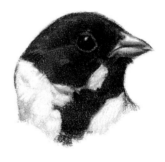

Longitud: 15 cm. El macho tiene la cabeza y la garganta negras con collar blanco en plumaje estival; durante el invierno, es pardo moteado uniforme. Su dorso es pardo oscuro con listas negras y el obispillo grisáceo, las rectrices externas blancas, las partes inferiores blanco-grisáceas y los flancos listados de negro. La hembra tiene la cabeza de color pardo con una lista superciliar de color ocráceo claro y bigoteras color blanquecino y negras. Se encuentra en carrizales, acequias y terrenos pantanosos. Cría en el suelo o cerca de él. En Granada es habitual como invernante en las zonas palustres de colas de pantanos, lagunas del Padul y ríos con cañaverales, como el arroyo Salado de La Malá. En el pasado nidificó en las lagunas del Padul.

Familia *Fringilidae*

Es la familia numéricamente más importante de todas las que constituyen el orden de los Paseriformes. En general son aves de tamaño medio o incluso pequeño, granívoras, de picos cortos y fuertes, con las patas no muy largas y más o menos fuertes según el género de vida. Algunas de sus especies presentan coloraciones vistosas y muchas de ellas tienen un canto melodioso. Son de costumbres gregarias. Se conocen 124 especies que viven prácticamente en todo el mundo excepto Oceanía, Madagascar y la Antártida.

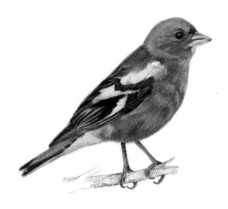

Pinzón Vulgar
Fringilla coelebs

Longitud: 15 cm. En esta especie, como en buena parte de los fringílidos, encontramos dimorfismo sexual. Los machos destacan por su pecho y vientre rosados, la cabeza gris, las mejillas anaranjadas, la frente negra y el pico gris. El obispillo es verdoso y el píleo y la nuca de color azul pizarra. El dorso es de color castaño. Las hembras y los jóvenes poseen un plumaje más pardo y uniforme. En vuelo son características las manchas en las alas y las rectrices externas de color blanco. Prefiere los bosques, sotos y dehesas; es más raro en zonas de matorral. Es frecuente en la mayoría de nuestros bosques. Anida en árboles. Es sedentario. En invierno llegan numerosos individuos procedentes de países del norte.

Pinzón Real
Fringilla montifringilla

Longitud: 15 cm. El diseño general es similar al del pinzón vulgar, pero se distingue fácilmente de él por el obispillo blanco, muy visible en vuelo. Además el macho tiene todo el dorso, incluida la cabeza, de color negro, y las coberteras de las alas son de color pardo claro, casi anaranjado, en contraste con el resto del ala de color negro. Su vientre es de color blanco, con algunas plumas oscuras en los flancos. La hembra es similar, especialmente en invierno, aunque de colores más apagados. Su área de cría se encuentra en los países nórdicos, pero en invierno no es raro verlo en la provincia de Granada en grupos con algunos pinzones vulgares.

Verdecillo
Serinus serinus

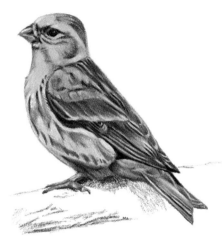

Longitud: 11 cm. Es el menor de nuestros fringílidos. De color verde amarillento, destaca su cabeza redondeada rematada por un pico relativamente grueso. Los machos tienen el pecho, cabeza y obispillo más amarillentos que la hembra, que es de color pardo, con manchas amarillas únicamente en el obispillo. Es muy característico su vuelo nupcial, ya que remonta verticalmente y desciende en círculos emitiendo continuamente un rápido «sibip-bip-sibip» y un «chi-chi-chi». Es también frecuente verlo en la copa de los árboles o en algún poste o lugar elevado y despejado, emitiendo un reclamo rápido y chirriante. Es muy frecuente en los parques urbanos, donde cría sin problema en los árboles, en los que su pequeño nido pasa fácilmente inadvertido. Es sedentario.

Verderón Común
Carduelis chloris

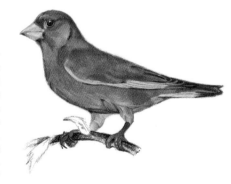

Longitud: 15 cm. Es muy característico por su tamaño, su aspecto fuerte y su coloración general verdosa amarillenta. Los machos tienen la coloración más intensa que las hembras, con manchas amarillas muy evidentes en el pecho, el vientre, la cola y las alas. En vuelo se les aprecia un diseño en forma de T de color negro sobre fondo amarillo, en la cola. Los jóvenes son más similares a las hembras, con estrías pardas en las partes inferiores y dorso sobre un fondo verde amarillento. En época de cría tiene un reclamo melodioso que recuerda al de los canarios. En general prefiere ambientes arbolados; puede encontrarse en los jardines y parques urbanos. Anida en setos, arbustos y árboles. Es sedentario.

Lúgano
Carduelis spinus

Longitud: 12 cm. Los machos tienen un característico sombrerete de color negro y una mancha negra en la garganta. Es muy patente una lista de color amarillo detrás del ojo. El pecho y el vientre son de color verde amarillento, el obispillo amarillo y la cola ahorquillada, de color amarillo y negro. El dorso es verde oscuro con estrías y las alas son negras con bandas amarillas. Las hembras son más claras y moteadas, con el vientre blanco. Es un visitante invernal de costumbres boscófilas; prefiere los bosques de coníferas.

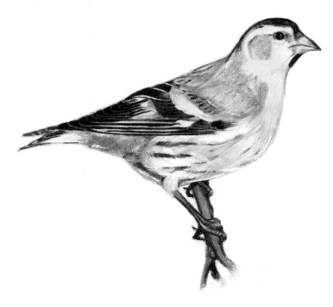

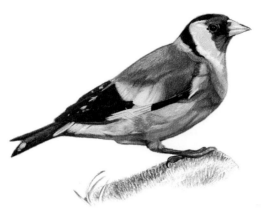

Jilguero
Carduelis carduelis

Longitud: 12 cm. Ambos sexos son prácticamente iguales, sin diferencias a simple vista. Es el fringílido más policromado de nuestra fauna. Tiene las alas muy contrastadas, de color negro y amarillo, y la cola blanca y negra. La mitad anterior de la cabeza es de color rojo; el resto, de color blanco y negro, y el dorso pardo leonado. Los jóvenes son similares a los adultos excepto en que carecen de la mancha roja de la cabeza, que aparece en la primera muda de otoño. Muy sociable, es frecuente verlo en bandadas en las cabezuelas de los cardos buscando sus semillas. Le gustan los espacios abiertos, bordes de cultivos y matorral. Anida en árboles no necesariamente altos y a veces en los setos; es sedentario.

Pardillo Común
Carduelis cannabina

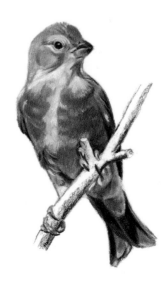

Longitud: 14 cm. Presenta dimorfismo sexual: el macho tiene un color predominante pardo castaño uniforme en el dorso, cabeza grisácea, frente y pecho de color rojo durante el periodo nupcial. La hembra carece del color carmín y es más moteada y listada. Es gregario. Anida entre el matorral, y es frecuente en zonas de campo abierto, en eriales, en busca de semillas. Es sedentario.

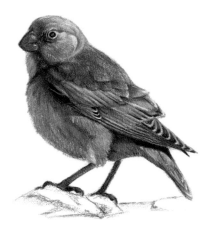

Camachuelo Trompetero
Rhodopechys githagineus

Longitud: 14 cm. Lo más característico es el color rosado en el obispillo, las alas, la cabeza y las partes inferiores del macho. En primavera el pico es también de color rojo carmín. La hembra es más apagada y tiene el pico amarillento. Otra característica es su reclamo, que consiste en un sonido nasal y zumbante muy audible. Es un ave típica estepárica, de reciente colonización en la Península Ibérica, y en Granada puede verse en la depresión de Guadix-Baza.

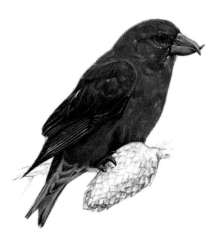

Piquituerto Común
Loxia curvirostra

Longitud: 16,5 cm. Lo más característico es el pico con las mandíbulas cruzadas, lo que le permite abrir las piñas para extraer los piñones, que son el principal componente de su alimentación. Los machos son de color rojo, excepto la cola y las alas. Las hembras son de color verdoso en la parte superior y amarillo en la inferior. Los jóvenes son pardo grisáceos; todos ellos tienen la cola ahorquillada. Está presente todo el año en la provincia de Granada, donde puede verse en bandadas en pinares como los de Jérez del Marquesado o los de Cumbres Verdes. Realiza movimientos muy irregulares según las oleadas de maduración de los piñones, que también determinan su época de cría.

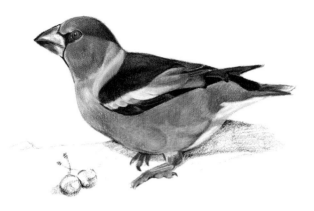

Picogordo
Coccothraustes coccothraustes

Longitud: 18 cm. Fringílido de aspecto robusto, el mayor de nuestra fauna, tiene el pico muy grueso, de color gris azulado. La zona ventral es de color castaño rosado, con la garganta negra, y la dorsal de color pardo; el cuello es gris claro. Volando se ven unas franjas blancas en las alas muy llamativas y una mancha blanca en el extremo de la cola, que parece muy corta. Los machos tienen colores un poco más vivos que los de las hembras y los jóvenes. De costumbres fundamentalmente boscosas, en general es muy raro en la provincia de Granada; resulta un poco más frecuente en invierno, y cría en los melojares y encinares supramediterráneos de Sierra Nevada.

Familia *Ploceidae*

La forman pequeñas aves de pico grueso y forma rechoncha, generalmente carentes de colores vivos. A veces no hay diferencias entre sexos. Anidan en agujeros, árboles o rocas. La mayoría de las especies son sociables o incluso gregarias; forman bandadas numerosas e incluso anidan en grupos. Formada por alrededor de 130 especies, esta familia vive fundamentalmente en África, Australia y Europa, aunque una de sus especies, el Gorrión Común, se ha extendido prácticamente por todo el mundo.

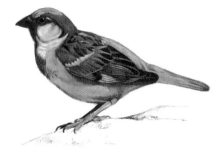

Gorrión Común
Passer domesticus

Longitud: 14-15 cm. Es probablemente el ave más conocida
del mundo. Los sexos son de
aspecto diferente: el macho se
caracteriza por tener el píleo gris
oscuro, la nuca de color castaño y
las mejillas blancuzcas. Además,
en la garganta y la parte superior
del pecho tienen una mancha negra más o menos desarrollada, pero
siempre bien visible. La hembra y los jóvenes carecen de esta mancha
negra y el color de la cabeza y el dorso es más apagado que el de los
machos, predominantemente pardo con manchas más oscuras dispersas por todo el cuerpo. Muy activos y alborotadores, se encuentran
siempre asociados al hombre y ocupan los exteriores de sus viviendas.
Nidifican en cualquier agujero o hendidura. Polífagos y sedentarios, en
invierno se agrupan en bandos.

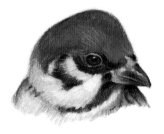

Gorrión Molinero
Passer montanus

Longitud: 14 cm. Se diferencia
del gorrión común por el píleo
de intenso color pardo achocola-
tado y sobre todo por la mancha
negra de las mejillas, que son
además un poco más claras que
las del común. Ambos sexos son iguales. Es menos urbano que el
gorrión común, prefiere riberas arboladas y vegas, aunque en otras
zonas de Europa puede encontrarse en el entorno de granjas o parques
urbanos muy amplios. Es sedentario.

Longitud: 14 cm. Muy similar al
gorrión común, el macho se
diferencia porque tiene el píleo

Gorrión Moruno
Passer hispaniolensis

de un rojo castaño intenso y sobre todo porque la mancha negra del
cuello ocupa casi todo el pecho e incluso algunas manchas negras se
esparcen por los flancos del tórax. La hembra y los jóvenes son muy

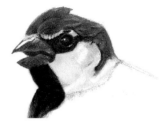

parecidos al gorrión común, aunque las mejillas son un poco más claras y las partes superiores son más oscuras. Prefiere los espacios no urbanizados y suele verse en bosques, árboles de carretera y arbustos. Cría en colonias y con frecuencia lo hace bajo los nidos de rapaces o de cigüeñas. En ocasiones también ocupa nidos viejos de aviones. Su presencia como nidificante en Granada es muy dudosa.

Gorrión Chillón
Petronia petronia

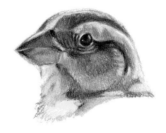

Longitud: 14 cm. Muy parecido a una hembra de Gorrión Común, se caracteriza funda-mentalmente por una mancha amarillenta en la garganta y por su hábitat nidificador, que son los agujeros en cortados, tanto rocosos como arenosos. Su aspecto es algo más robusto y claro que el del gorrión común. Tiene el píleo pardo grisáceo. Los laterales del píleo y las mejillas son pardo oscuro, con una lista superciliar larga y ancha que llega hasta la nuca. Raros en núcleos urbanos, son más propios de rocas y acantilados, y pueden anidar también en agujeros de ruinas. Es frecuente en las cuevas abandonadas de la hoya de Guadix y en cortados fluviales en Sierra Nevada. Es sedentario.

Familia *Sturnidae*

La constituyen aves rechonchas de cola corta y pico largo y puntiagudo. Muy activas y ruidosas, no pasan inadverti-das. Su plumaje es en ocasiones de vivos tonos metálicos. Son casi todas gregarias. Esta familia comprende alrededor de 100 especies distribuidas por toda la zona templada y cálida de Europa, África, Asia y parte de Australia.

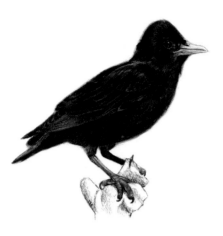

Estornino Negro
Sturnus unicolor

Longitud: 21 cm. Es de color negro brillante con irisaciones y el pico amarillo. En invierno el plumaje pierde el brillo y adquiere algunas pequeñas motas blanquecinas. Su perfil tanto en reposo como en vuelo es muy característico, pues es un ave poco estilizada, ovoidal, con la cabeza poco sobresaliente y la cola corta. Las alas en vuelo son triangulares y pequeñas. Su vuelo es batido y con largos planeos. Especialmente durante el invierno forma grandes bandos, con vuelo sincrónico, que dan lugar a extrañas formas y diseños en el cielo. Es un ave cada vez más extendida en Andalucía oriental, y concretamente en Granada es frecuente en las inmediaciones de los núcleos urbanos e incluso en su interior. Es sedentaria y polífaga; puede alimentarse tanto de semillas como de insectos o pequeños frutos.

Familia *Oriolidae*

Esta familia está representada a nivel mundial por unas 40 especies distribuidas en todas las zonas tropicales y subtropicales del Viejo Mundo y de Australia. Todas ellas tienen plumajes muy vistosos, de colores amarillo, rojo y negro. Suelen ser solitarios y arborícolas; se alimentan de insectos y de frutas. Actualmente se conocen 28 especies que se encuentran repartidas por Eurasia, África, Malasia, Filipinas y Australia. Sólo una especie se encuentra en Europa.

Oropéndola
Oriolus oriolus

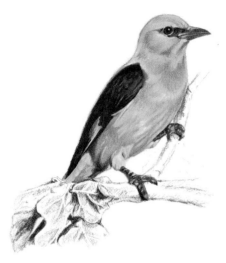

Longitud: 24 cm. Los machos son especialmente vistosos ya que en ellos predomina el color amarillo brillante intenso en todo el cuerpo, excepto en las alas y parte de la cola. La hembra sustituye el color amarillo por un tono amarillo verdoso menos llamativo que el de los machos. Son habitantes típicos de los bosques de galería, en donde hacen unos nidos con forma de cuenco, con ramas o hierbas finas entrelazadas en alguna horquilla terminal de ramas exteriores de los árboles. Su vuelo es ondulante aunque más rápido y zigzagueante que el de los pájaros carpinteros, con los que se puede confundir. Normalmente es difícil verlos, pues son muy tímidos y suelen permanecer ocultos entre las ramas altas de los árboles. Especialmente al amanecer y al atardecer su canto melodioso sobresale en estos bosques de galerías y pone de manifiesto su presencia. Es estival.

Familia *Corvidae*

Características por su plumaje fundamentalmente negro, algunas especies pueden tener colores contrastados blanco y negro o incluso policromados. Su tamaño es de mediano a grande. Tienen picos fuertes y más bien largos. No hay diferencia de aspecto entre los sexos. Suelen ser gregarios y es uno de los grupos de aves mejor dotado psíquicamente; son posiblemente las aves más inteligentes. En esta familia se incluyen los Paseriformes de mayor tamaño. Están distribuidos prácticamente por todo el mundo y constan de un centenar de especies. Son polífagos y anidan en árboles o en acantilados.

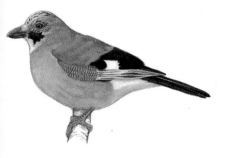

Arrendajo Común
Garrulus glandarius

Longitud: 34 cm. Es el más vistoso de los córvidos ibéricos. Su cuerpo es pardo rosado; el obispillo blanco, en contraste con la cola negra. Tiene una mancha blanca en el ala, visible en vuelo, plumas coberteras alares con bandas azuladas brillantes que se alternan con bandas negras, y el píleo con plumas ligeramente eréctiles listadas en blanco y negro. Su nombre científico alude a su carácter gárrulo, es decir, escandaloso o vocinglero, lo que seguramente es la mejor característica para identificarlo o incluso para saber de su presencia en el bosque, pues es más fácil oírlo que verlo. Produce un bronco y penetrante «scraaac» acompañado de notas roncas, claqueos y chasquidos fáciles de reconocer. Rara vez abandona los bosques, por donde se mueve rápidamente y con agilidad saltando entre ramas o volando entre los árboles. Es fácil encontrarlo en bosques frondosos tanto de coníferas como de encinas o robles. Es sedentario.

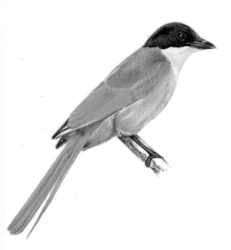

Rabilargo
Cyanopica cyanus

Longitud: 34 cm. Bonito y estilizado córvido, su diseño es como el de una urraca de pequeño tamaño, aunque con una coloración claramente diferente y si cabe más vistosa: cabeza de color negro por encima de los ojos hasta el comienzo del cuello; garganta blanquecina; alas azules con los bordes interiores de las primarias negros; larga cola del mismo color que las alas; el resto del cuerpo es de color marrón claro. Es de hábitos forestales, pero más abiertos que los del arrendajo; se puede ver volando fuera de los bosques o entre olivares. Vive en grupos no muy numerosos. Confiado, se puede ver cerca de construcciones o campos de cultivo. Es bastante sedentario; hay varios grupos en las cercanías de Iznalloz, pantano de Cubillas y puerto del Zegrí.

Urraca
Pica pica

Longitud: 46 cm. Se distingue fácilmente de cualquier otra ave por su larga cola y por la coloración contrastada blanca en el vientre y parte de las alas. El resto del cuerpo desde lejos se ve de color negro, pero de cerca o en buenas condiciones de luz se aprecian colores metalizados con irisaciones en cola y alas. La cabeza y el cuello, parte del dorso y del pecho son de un negro azabache. Generalmente vive en grupos que en invierno pueden ser algo numerosos. Está muy repartida en ambientes diversos, incluso en parques del interior de la ciudad. Es sedentaria. Construye un gran nido reforzado con barro, y con una cúpula de ramas que le dan aspecto de bola.

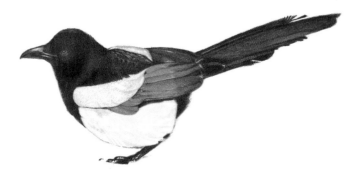

Chova Piquirroja
Pyrrhocorax pyrrhocorax

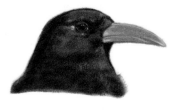

Longitud: 39 cm. Tiene el plumaje negro azulado lustroso, el pico largo y rojo, ligeramente curvado hacia abajo, y las patas rojas. Suele volar en bandadas, en ocasiones muy numerosas. Se distingue de la grajilla porque su vuelo es muy acrobático, con continuos juegos y picados. Su sonido es fuerte y prolongado: emite un sonoro «chiiooo». Vive normalmente en montañas; hay colonias de cría o reposo permanentes a más de 3.000 metros de altitud, pero también se puede ver en montañas más bajas. Sus lugares de anidamiento y reposo se ubican en acantilados o ruinas de edificios. El alimento, que se compone de insectos preferentemente, lo busca en vegas o pastizales, a veces lejos de su zona de reposo o cría. Es sedentaria. Además de en las montañas, es habitual en cortijadas de la hoya de Guadix.

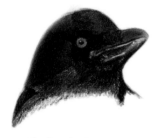

Grajilla
Corvus monedula

Longitud: 33 cm. Es completamente negra, excepto las mejillas y el cogote, que son de color gris, sólo apreciable con buena luz o de cerca. Los ojos gris pálido contrastan con el color negro circundante. En vuelo tiene un diseño recogido, la cola de tamaño normal, el vuelo mantenido, sin acrobacias, con batir rápido de las alas. Hace años formaban bandadas de varios cientos de individuos apreciables al atardecer cuando se dirigían hacia sus dormideros, hoy día estas bandadas raramente pasan del centenar. Su reclamo es menos sonoro y mantenido que el de las chovas; consiste en un «chooc» que se convierte en un «chog-chog-chog» en caso de excitación o peligro. Vive en hábitat muy diversos, vegas, montañas, ríos o pastizales. Sus dormideros y zonas de cría son zonas boscosas, acantilados o puentes elevados. Se encuentra muy repartida en la provincia de Granada y es básicamente sedentaria.

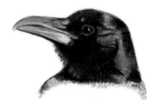

Corneja Negra
Corvus corone

Longitud: 47 cm. Es totalmente negra, con el pico robusto y negro. Su vuelo es suave y regular. Se distingue del cuervo por su menor tamaño y por la cola con el borde redondeado, casi recto. Su reclamo es un ronco «graaj» que repite varias veces. Solitaria o en parejas, suele vivir en ambientes estepáricos con árboles grandes dispersos, como en la depresión de Guadix-Baza. Es sedentaria.

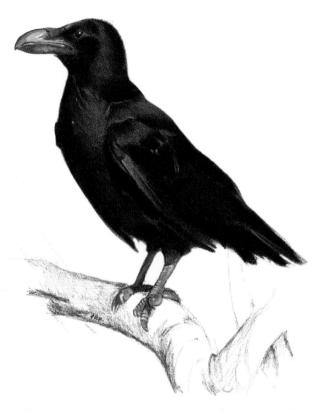

Cuervo
Corvus corax

Longitud: 63,5 cm. Es el mayor de los córvidos del país. Es de color negro irisado en todo el cuerpo y aspecto robusto. Su pico es grueso y negro. Sus alas anchas en vuelo y la cola en cuña pueden ser los mejores caracteres para distinguirlo. Su vuelo en ocasiones es planeado para aprovechar las corrientes ascendentes, como las rapaces. Su reclamo, «grrac», es profundo y repetido; puede emitir también sonidos metálicos y notas croantes y cloantes. De hábitos solitarios, es el más raro de nuestros córvidos; se puede ver en páramos y algunas montañas, no necesariamente en la alta montaña.

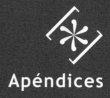

Apéndices

Bibliografía

BOSQUE MAUREL, J., 1992. «Granada, la tierra y su gente» en *Nuevos paseos por Granada y sus contornos*. Vol. 1, 19-36. Caja General de Ahorros de Granada. 3 vols.

CIENCIAS de la Naturaleza, 1997. Planeta. 12 vols.

DE JUANA, E. y J. Varela, 2000. *Guía de las aves de España. Península, Baleares y Canarias*. Barcelona, Lynx Edicions.

DÍAZ, M., B. Asensio y J.L. Tellería, 1996. *Aves ibéricas. I. No paseriformes*. Madrid, J. M. Reyero Eds.

PLEGUEZUELOS, J.M., 1991. *Evolución histórica de la avifauna nidificante en el S.E. de la Península Ibérica (1850-1985)*. Consejería de Cultura y Medio Ambiente, Junta de Andalucía, Sevilla.

—,1992. *Avifauna nidificante en las sierras Béticas Orientales y depresiones de Guadix, Baza y Granada. Su cartografiado*. Universidad de Granada. Granada.

PERRINS, C., 1987. *Aves de España y de Europa*. Omega.

PETERSON, R., G. Mounfort, y P.A.D. Hollom, 1967. *Guía de campo de las aves de España y demás países de Europa*. Omega.

SOCIEDAD Española de Ornitología, 1997. *Atlas de las aves de España (1975-1995)*. Barcelona, Lynx Edicions.

SVENSSON, L., P.J. Grant, K. Mullarney y D. Zetterström, 1999. *Collins Bird Guide*. Londres, Harper Collins.

TELLERÍA, J.L., B. Asensio, y M. Díaz, 1999. *Aves Ibéricas. II. Paseriformes*. Madrid, J. M. Reyero Eds.

Lista de especies

189

190

Índice alfabético

191

196

Voces y reclamos

Cantos de pájaros contenidos en el disco que acompaña
a este libro

1. Zampullín Chico 00:20

2. Avetoro Común 00:25

3. Avetorillo Común 00:14

4. Garza Real 00:18

5. Cigüeña Blanca 00:25

6. Águila Calzada 00:22

7. Águila Real 00:22

8. Cernícalo Vulgar 00:15

9. Codorniz Común 00:19

10. Rascón Europeo 00:20

11. Gallineta Común 00:18

12. Focha Común 00:19

13. Alcaraván 00:23

14. Chorlitejo Grande............. 00:21

15. Archibebe Común 00:22

16. Gaviota Reidora 00:19

17. Paloma Torcaz................... 00:20

18. Tórtola Europea 00:15

19. Ganga 00:23

20. Cuco Común..................... 00:19

21. Autillo............................... 00:19

22. Búho Real 00:19

23. Lechuza Común................. 00:19

24. Mochuelo Europeo............ 00:19

25. Chotacabras Europeo 00:23

26. Chotacabras Cuellirrojo 00:19

27. Abubilla.............................. 00:20

28. Pito Real 00:17

29. Alondra Común................. 00:23

30. Cogujada Común 00:20

31. Totovía 00:22

32. Alondra de Dupont 00:21

33. Golondrina Común........... 00:20

34. Chochín.............................. 00:21

35. Ruiseñor Bastardo.............. 00:20

36. Buscarla Unicolor 00:19

37. Carricero Común............... 00:21

38. Curruca Capirotada 00:21

39. Curruca Cabecinegra 00:20

40. Curruca Rabilarga 00:20

41. Petirrojo............................. 00:21

42. Ruiseñor 00:19

43. Herrerillo Común 00:20

44. Carbonero Garrapinos 00:18

45. Carbonero Común 00:19

46. Verderón Común 00:18

47. Camachuelo Trompetero .. 00:24

48. Oropéndola........................ 00:19

49. Arrendajo Común.............. 00:20

50. Cuervo 00:20

Agradecimientos

A aquellos con los que descubrimos el placer de admirar por primera o por quincuagésima vez a los mitos, el nido de la collalba negra o dónde anidaba la pareja de águilas de la cabecera del Genil: Paqui Ruano, Fernando y David Tinaut, Juan Manuel Pleguezuelos, los hermanos Soler, Juan Antonio Martín-Vivaldi, Pepe el guarda de la Cucaracha en la década de 1970; a todos ellos, por habernos acompañado, animado, entusiasmado y enseñado.

Edita
PUBLICACIONES
DIPUTACIÓN DE GRANADA

Diseño gráfico de la colección
MANUEL ORTIZ

Dibujos
PABLO RUIZ PEDRAZA

Voces y reclamos
© Eloisa Matheu
ALOSA, sonidos de la naturaleza

Primera edición, 2006
© Diputación de Granada
Publicaciones
Palacio de los Condes de Gabia
Plaza de los Girones, 1
18009 Granada
Tf.: 958-247 494 / Fax: 958-247 242
publicaciones@dipgra.es
© del texto: los autores, 2006
© de las ilustraciones: el autor
Maquetación: Marina Guillén y Dora Jiménez
Fotomecánica: PanaLitos (Granada)
Impresión: Imprenta de la Diputación de Granada
ISBN: 978-84-7807-429-7
       84-7807-429-5
DL: GR. 2192/2006
Impreso en España

TÍTULOS PUBLICADOS

23. LA CERÁMICA EN GRANADA
Carlos Cano Piedra y José Luis Garzón Cardenete

24. MIGUEL PIZARRO, FLECHA SIN BLANCO
Águeda Pizarro

25. LA CAPILLA REAL, LA CATEDRAL Y SU ENTORNO
Ignacio Henares Cuéllar

26. LOS PLANOS DE GRANADA: 1500-1909. CARTOGRAFÍA URBANA E
IMAGEN DE LA CIUDAD
Juan Calatrava y Mario Ruiz Morales

27. GRANADA. GUÍAS DE HISTORIA Y ARTE.
LOS PALACIOS DEL RENACIMIENTO
Rafael López Guzmán

Ediciones en inglés

8. GRANADA. HISTORICAL AND ARTISTIC GUIDES.
ARAB BATHS
Carlos Vílchez Vílchez